STEFAN REHDER

GRAU ZONE HIRN TOD

Organspende verantworten

STEFAN REHDER

GRAU ZONE HIRN TOD

Organspende verantworten

Sankt Ulrich Verlag

Vom Rehd

Bibliographische Information der Deutschen Bibliothek

Die Deutsche Bibliothek verzeichnet diese Publikation in der Deutschen Nationalbibliographie; detaillierte bibliographische Daten sind im Internet über http://dnb.ddb.de abrufbar.

Umschlaggestaltung: uv media werbeagentur
Mediengruppe Sankt Ulrich Verlag, Augsburg
Druck und Bindung: Ludwig Auer GmbH, Donauwörth
Printed in Germany
ISBN: 978-3-86744-149-0
www.sankt-ulrich-verlag.de

INHALT

Vorwort 7

Kapitel 1 11
Sein oder Nichtsein – das ist die Frage

Kapitel 2 23
Hirntod – eine zweckmäßige Definition

Kapitel 3 39
Schon Leichen oder noch Sterbende?

Kapitel 4 49
Diagnose oder Prognose?

Kapitel 5 59
Eine sich selbst erfüllende Prophezeihung?

Kapitel 6 69
Die innerliche Enthauptung

Kapitel 7 79
Über die Seele

Kapitel 8 97
Auferstanden von den (Hirn-)Toten

Kapitel 9 103
„Non-heartbeating Donors"

Kapitel 10 117
In dubio pro vita

Kapitel 11 135
Das Prinzip Vorsicht

Anhang I 153

Anhang II 156

Anmerkungen 177

Vorwort

The time ist out of joint."

William Shakespeare
„Hamlet"

Manche Bücher zur Bioethik kommen – so wertvoll sie auch sonst sein mögen – einfach zu spät. Sie arbeiten Debatten auf, korrigieren Irrtümer, verhelfen zuwenig beachteten Argumenten zu ihrem Recht, loben oder kritisieren die politischen Entscheidungen, die an ihrem Ende stehen. Damit sorgen sie unzweifelhaft für Erkenntnisgewinn. Doch wenn sie erscheinen, ist die Debatte meist schon beendet.

Dieses Buch ist anders. Es ist ein vorsorglicher Beitrag zu einer Debatte, die, wenn nicht alles täuscht, kurz vor ihrer Wiederbelebung steht. Aus gutem Grund: Denn dass der Hirntod nicht nur der Tod eines Organs, des Gehirns, ist, sondern auch mit dem Tod des Menschen gleichgesetzt werden kann, daran gab und gibt es Zweifel. In den letzten Jahren haben solche Zweifel derart vermehrt Eingang in wissenschaftliche Publikation gefunden, dass sich mehrere bedeutende Institutionen bereits zur Veranstaltung von Fachtagungen und zur Abfassung neuer Stellungnahmen genötigt sahen. Darunter die „Päpstliche Akademie für das Leben", die „Päpstliche Akademie der Wissenschaften" und – bislang zuletzt im Dezember 2008 – das „President's Council on Bioethics", das den US-amerikanischen Präsidenten in bioethischen Fragen beraten soll. So unterschiedlich die Ergebnisse sind, zu denen die Experten dabei kommen, sie alle verdienen es, dass sich mit ihnen eingehender und tiefer auseinandergesetzt wird, als tagesaktuelle Medien dies leisten können.

Doch damit nicht genug: Parallel zur Frage, ob der Hirntote tatsächlich tot ist, hat in vielen Industrienationen eine Debatte darüber begonnen, wie sich die Zahl der Organe, die sich zur Transplantation eignen, erhöhen lässt. Der Grund hierfür: In den westlichen Gesellschaften steigt aufgrund einer ständig wachsenden Lebensdauer und einer verbesserten medizinischen Grundversorgung die Zahl der Menschen, die zum Weiterleben auf ein fremdes Organ angewiesen sind. Gleichzeitig sinkt aber, weil diese Gesellschaften in Folge jahrzehntelanger Kinderarmut rapide zu schrumpfen begonnen haben, die Zahl derer, die als potentielle Organspender in Frage kommen.

So wichtig und richtig es ist, beide Debatten ernsthaft zu führen, so kann doch bereits jetzt festgestellt werden, dass sie sich in einer Weise zu entwickeln drohen, die bedenklich ist.

Während jene, welche die Hirntod-Debatte führen, die Debatte über die Steigerung der Anzahl transplantierbarer Organe nicht nur vollständig ignorieren könnten, sondern dies auch sollten, um auf diese Weise sicherzustellen, dass der Bedarf an Organen keinerlei Einfluss auf die Beantwortung der Frage erhält, wann ein potentieller Organspender tot ist, müssten diejenigen, welche sich Gedanken darüber machen, wie sich das Aufkommen an transplantierbaren Organen steigern lässt, durchaus ein Interesse an den Ergebnissen haben, die Grund für die Wiederkehr der Hirntod-Debatte sind. Es ist aber genau umgekehrt.

Die Hirntod-Debatte nimmt wissenschaftlich nicht zu rechtfertigende Rücksichten auf die Transplantationsmedizin, während diese zu ignorieren scheint, dass sich eine neue Debatte um das Kriterium zu entwickeln beginnt, mit dem die Entnahme von Organen bislang ethisch gerechtfertigt wird. „Die Zeit ist außer Rand und Band", heißt es in Shakespeares „Hamlet".

Dieses Buch ist der Versuch, korrigierend einzugreifen und beiden Debatten auf solide Beine zu helfen. Darüber hinaus will es zur Verständigung von Lebensrechtlern beitragen, zwischen die in anderen Fragen, die das Lebensrecht von Menschen betreffen – nämlich der vorgeburtlichen Kindstötung, der Euthanasie und der Forschung mit Embryonen –, kein Blatt Papier passt, die sich jedoch in der Frage, ob der Hirntod der Tod des Menschen ist, oftmals unversöhnlich gegenüberstehen. Ob und wie weit dies jeweils gelingt, darüber mögen nun andere befinden.

Ohne die Unterstützung, die mir zahlreiche Menschen gewährt haben, wäre dieses Buch nicht zustande gekommen. Daher seien hier einige Worte des Dankes angeschlossen. An erster Stelle danke ich meiner Frau und meinen Kindern. Sie haben nicht nur kritiklos akzeptiert, dass die Arbeit an diesem Buch mich länger in Anspruch nahm als geplant und mich bis hinein in den gemeinsamen Urlaub verfolgte, sondern mich auch dann noch großartig unterstützt. Zu danken habe ich ferner all jenen, die für meine oft bohrenden Fragen trotz ihrer vielen Arbeit stets ein offenes Ohr hatten und viel Zeit und Mühe darauf verwendeten, mir ihre jeweilige Position verständlich zu machen. Einige von ihnen – Ärzte, Philosophen, Theologen – finden sich in diesem Buch zitiert, andere nicht. Dass kein einziger von ihnen versucht hat, mich in seinem Sinne zu beeinflussen und in eine Richtung zu bewegen, die er für die richtige hält, ist – mit den Augen des Journalisten betrachtet – erstaunlich und daher ebenfalls bemerkenswert. Last but not least danke ich auch meinen Lektor Peter Paul Bornhausen für seine anscheinend unerschöpfliche Geduld und seine professionelle Begleitung über die gesamte Dauer dieses Projekts.

Gardone, den 30. Juli 2010
Stefan Rehder

Kapitel I

To be or not to be – That is the question."

William Shakespeare
„Hamlet"

Sein oder Nichtsein – das ist die Frage

Weshalb die Frage, ob der Hirntod der tatsächliche Tod des Menschen ist, bereits in naher Zukunft jeden etwas angehen wird.

Es klingt paradox: So heftig sie umstritten ist, die Frage, ob der Hirntod der tatsächliche Tod des Menschen ist, scheint eine reichlich akademische zu sein. Eine, von der man meinen könne, sie zutreffend zu beantworten zu suchen mache in etwa so viel Sinn, wie die Antwort auf die Frage, wie viele Engel auf einer Nadelspitze Platz finden und über die allenfalls Menschen mit einem mehr oder weniger ausgeprägten Hang zur Rechthaberei trefflich streiten können.

Für die Praxis – so scheint es nämlich zunächst – ist es letztlich völlig unerheblich, ob der Hirntod der tatsächliche Tod des Menschen ist oder nicht. Der Grund: Wer bei einem Patienten den Hirntod diagnostiziert, der stellt – eine korrekte Diagnose vorausgesetzt – einen irreversiblen, das heißt unumkehrbaren Ausfall zentraler Steuerungsvorgänge im Gehirn fest, ohne die ein Überleben des Patienten trotz aller ärztlichen Kunst zumindest beim derzeitigen Stand der Medizin unmöglich ist. Wenn daher Ärzte den Angehörigen eines hirntoten Patienten mit Bedauern mitteilen, dass sie nichts mehr zu dessen Genesung beitragen können, dann sagen sie – erneut vorausgesetzt, die entsprechende Diagnose trifft zu – die Wahrheit und sprechen damit eine immer traurige, oftmals schwer zu akzeptierende, jedoch unverrückbare Tatsache aus. Korrekt als Hirntote diagnostizierte Patienten sind – das wird auch von Kritikern der Hirntod-Theorie anerkannt – dem Tod geweiht.

Der Arzt Hans Thomas, promovierter Neuropathologe und Direktor des in Köln ansässigen interdisziplinären Lindenthal-Instituts, das sich regelmäßig auch mit medizinethischen Fragen befasst, sagt, obgleich er den Hirntod als Kriterium, das den Tod des Menschen sicher anzeigt, durchaus anzweifelt, denn auch: „sicher ist: Der Hirntote hat in einzigartig objektiver Weise den ‚point of no return' überschritten. Mehr noch: Der Zeitpunkt seines ‚natürlichen Todes' ist überschritten." Und er zieht daraus den Schluss: „Die Diagnose Hirntod verlangt, lebensverlängernde Maßnahmen einzustellen. Anders zu verfahren, bedürfte jedenfalls einer besonderen Rechtfertigung."[1]

Und genau das ist bereits gängige Praxis. Mit anderen Worten: Auch wenn der für hirntot erklärte Patient tatsächlich noch lebendig wäre, wird er es – da die Hirntod-Diagnose in aller Regel den Abbruch sämtlicher intensivmedizinischer Maßnahmen nach sich zieht – in Bälde nicht mehr sein. Pragmatiker mögen daher fragen: Lohnt es da also überhaupt, wissen zu wollen, ob der Hirntod der tatsächliche Tod des Menschen ist? Könnte man sich nicht schlicht darauf verständigen, dass der Hirntote – selbst wenn er die Schwelle des tatsächlichen Todes noch nicht überschritten haben sollte – bereits damit begonnen habe, unaufhaltsam auf diese zuzusteuern?

Genau das kann man nicht. Denn praktisch relevant – und damit alles andere als bloß akademisch – wird die Frage, ob ein korrekt diagnostizierter Hirntod auch der tatsächliche Tod des Menschen ist, wenn an die Stelle der Frage, ob der Arzt noch etwas für einen hirntoten Patienten tun *kann,* die Frage tritt, was er mit ihm tun *darf.* So wäre etwa die Entnahme von Organe möglicherweise ethisch völlig anders zu bewerten, wenn es sich bei einem Hirntoten statt um eine „warme Leiche" in Wirklichkeit um einen – künstlich beatmeten – Sterbenden handeln sollte.

Dies gilt ganz besonders für solche Fälle, bei denen Hirntoten lebenswichtige Organe entfernt werden sollen, um sie einem anderen Patienten transplantieren zu können. Wenn nämlich – etwa bei einer Herztransplantation – auch nur die leiseste Möglichkeit besteht, dass der tatsächliche Tod eines zuvor für hirntot erklärten Patienten in Wirklichkeit erst durch die Explantation seines Herzens herbeigeführt würde, droht dies alles zu verändern. Denn anstatt Verstorbenen Organe zu entnehmen, um das Leben anderer Patienten zu verlängern, müssten Transplantationsmediziner dann fürchten, Patienten zu töten, die von ihren Kollegen – Ärzten, die selbst keine Transplantationen durchführen dürfen – für hirntot erklärt und aufgegeben wurden.

Zugegeben, das ist kein neues Problem. Neu ist allerdings die Dimension, die es anzunehmen droht. Momentan betrifft die Frage, ob ein diagnostizierter unumkehrbarer Ausfall der zentraler Steuerungsvorgänge im Gehirn ein sicheres Kriterium für den Tod eines Patienten darstellt, in Deutschland streng genommen nur diejenigen, die sich mit einer sogenannten postmortalen Organspende einverstanden erklärt haben. Seit dem 1997 in Kraft getretenen Transplantationsgesetz gilt in Deutschland die sogenannte „erweiterte Zustimmungslösung". Danach ist eine Organentnahme nur dann erlaubt, wenn ein potentieller Organspender einer Organentnahme beizeiten selbst zugestimmt hat oder wenn ein Angehöriger – im Falle einer fehlenden Ablehnung – stellvertretend in diese einwilligt.[2]

Nach Angaben der Bundesregierung traf dies im Jahr 2007 auf 1.313 Organspenderinnen und -spender zu. Rechnet man etwaige Angehörige, die Empfänger der gespendeten Organe und das die Transplantationen durchführende medizinische Personal hinzu, dürfte sich die Zahl der Betroffenen zwar vervielfachen. Doch auch dann bleibt in einem Staat mit rund 82 Millionen Einwohnern die Gruppe derjenigen, die von der Frage tangiert wird, ob der Hirntod der tatsächliche Tod des Menschen ist, einigermaßen überschaubar.

Doch genau dies könnte sich schon sehr bald ändern. Denn in ihrem am 26. Oktober 2009 geschlossenen Koalitionsvertrag haben sich CDU, CSU und FDP darauf geeinigt, „eine kritische Bestandsaufnahme der Situation der Transplantationsmedizin in Deutschland" vorzunehmen und „die Zahl der freiwillig zur Verfügung gestellten Spenderorgane zu erhöhen".[3] Mehr noch: Die Vorbereitungen für die Novellierung der bislang geltenden Regeln sind längst in vollem Gange, auch wenn derzeit noch nicht klar erkennbar ist, wie umfangreich eine Änderung des geltenden Transplantationsgesetzes ausfallen könnte.

Bereits im Juni 2009 hat das Bundesministerium für Gesundheit, das damals noch von der SPD-Politikerin Ulla Schmidt geleitet wurde, dem zuständigen Bundestagsausschuss einen 777 Seiten umfassenden „Bericht zur Situation der Transplantationsmedizin in Deutschland zehn Jahre nach Inkrafttreten des Transplantationsgesetzes" (BT-Drucksache 16/13740) zugeleitet. Obwohl das Ministerium in diesem Bericht dazu rät, nicht „vom Hirntodkonzept abzuweichen" und auch hinsichtlich einer Einführung der sogenannten Widerspruchslösung keinen „gesetzlichen Handlungsbedarf" erblickt,[4] so lassen sich parlamentarische Initiativen, die in einem oder sogar beiden Punkten eine Änderung des Status quo anstreben, nicht ausschließen. Im Gegenteil: dass sie zustande kommen werden, muss vielmehr als hoch wahrscheinlich angenommen werden.

Dafür gibt es mittlerweile eine ganze Reihe von Gründen. Als besonders schwerwiegend wird dabei verständlicherweise von vielen das gewaltige Gefälle betrachtet, das zwischen der Zahl der Patienten besteht, die zum Weiterleben auf das Organ eines anderen Menschen angewiesen sind, und der Zahl derer, die sich zu einer Organspende bereit finden. So standen laut der Deutschen Stiftung Organspende (DSO) 2008 rund 12.000 Menschen, die ein fremdes Organ benötigten, nur rund 1.200 Menschen gegenüber, die einer „postmortalen" Organentnahme zugestimmt hatten.[5]

Damit nicht genug: Angesichts des immer noch zu wenig beachteten dramatischen demographischen Wandels, der zu einer vorerst unaufhaltsamen Vergreisung der Gesellschaft führen wird und der sowohl auf einer ständig steigenden Lebenserwartung als auch auf einer Reproduktionsrate basiert, die in Deutschland seit dem Jahr 1972 konstant unter den für eine Bestandswahrung nötigen statistischen 2,1 Kindern pro Frau liegt, wird dieses Gefälle künftig weiter zunehmen.[6]

Die Konsequenzen, die sich daraus ergeben, sind gewaltig: Schon jetzt sterben in Deutschland jedes Jahr etwa 1.000 Menschen, weil ihnen „nicht rechtzeitig ein geeignetes Spenderorgan zur Verfügung" gestellt werden konnte.[7] Laut der Stiftung Eurotransplant, die den internationalen Austausch von Spenderorganen in Belgien, Deutschland, Kroatien, den Niederlanden, Österreich und Slowenien koordiniert, standen im Jahr 2009 920 Patienten, die in Deutschland ein fremdes Herz benötigten, lediglich 346 Herz-Spender aus dem Inland – und damit deutlich weniger als die Hälfte – gegenüber. Bei anderen lebenswichtigen Organen war das Verhältnis nur unwesentlich besser. 2.083 Patienten, die im gleichen Jahr in

Deutschland auf eine Leber angewiesen waren, standen nur 1.039 inländische Leber-Spender gegenüber. Lediglich bei den Lungenkranken fiel das Missverhältnis etwas weniger dramatisch aus. Hier standen 617 Patienten, die in Deutschland auf eine Lunge warten, 473 Spender aus dem Inland gegenüber.[8]

Da zudem keines der Länder, die sich Eurotransplant anschlossen haben, über mehr Spender als Empfänger verfügt, kann der vorhandene Mangel an Organen auch nicht durch Spenden aus Ausland kompensiert werden. Der von Eurotransplant organisierte Austausch von Spenderorganen verfolgt ohnehin in erster Linie das Ziel, durch das Einzugsgebiet, das rund 124 Millionen Menschen umfasst, die Chancen zu verbessern, dass für die Empfänger ein jeweils passendes Organ gefunden wird, das die Gefahr der Abstoßung minimiert. Als Instrument zur Linderung des Mangels an Spenderorganen eignet sich der internationale Organaustausch also allenfalls begrenzt.

Wohl auch deshalb hat sich die Bayerische Ärztekammer als erste Landesärztekammer in Deutschland im Herbst 2009 für eine Abkehr von der Zustimmungsregelung ausgesprochen. Statt dessen forderten die Delegierten des 67. Bayerischen Ärztetages in Ingolstadt die Einführung der sogenannten Widerspruchslösung. Die Widerspruchslösung, die in vielen anderen Staaten der Welt längst praktiziert wird, sieht vor, dass jeder Patient als potentieller Organspender zu betrachten ist, es sei denn, er hat beizeiten ausdrücklich erklärt, dass ihm keine Organe entnommen werden sollen.

Von diesem Paradigmenwechsel verspricht sich die bayerische Landesärztekammer, deren oberstes Organ der Bayerische Ärztetag ist, einen „Quantensprung" beim Organaufkommen. Nach Ansicht der Delegierten führt die Zustimmungsregelung nämlich dazu, dass nur ein Teil derjenigen, die einer Organspende positiv gegenüberstehen, auch tatsächlich Organe spendeten.[9]

Eine Einschätzung, die durchaus zuzutreffen scheint. Denn laut einer im Herbst 2008 von dem Markt- und Meinungsforschungsinstitut IPSOS im Auftrag der Zeitschriften „Apotheken-Umschau" und „Baby und Familie" durchgeführten repräsentativen Umfrage sind mittlerweile 68 Prozent der Bürgerinnen und Bürger der Bundesrepublik Deutschland bereit, nach ihrem Tod ihre Organe zu spenden. Allerdings besitzen nur 16 Prozent von ihnen auch einen Organspendeausweis und kämen damit auch tatsächlich als potentielle Organspender in Frage. 14,6 Prozent der Befragten zeigten sich gänzlich unentschlossen. Weitere 11,7 Prozent gaben an, eine Organspende „eher" abzulehnen, weil sie sich sorgten, dass Ärzte – etwa nach einem Unfall – nicht mehr alles zur Rettung ihres eigenen Lebens unternähmen. Nur 5,3 Prozent der Befragten lehnten dagegen eine Organspende prinzipiell ab.[10]

Der nicht zu leugnende Mangel an Spenderorganen sowie die eher positive Einstellung weiter Teile der Bevölkerung zur Organspende, die sich auch aus anderen, früheren Umfragen ableiten lässt, hat dazu geführt, dass heute nicht wenige Ärzte und Politiker Ideen einer gesetzlichen Neuregelung des Transplantationsgeschehens aufgeschlossen gegenüberstehen, sofern diese Anlass zu der Hoffnung gibt, das Aufkommen an Spender-Organen steigern zu können. Die Gefahr, dass dabei Relevantes oder gar Entscheidendes entweder überhaupt nicht mehr oder aber nur noch unzureichend zur Sprache kommt, ist gewaltig.

Wie real diese Gefahr tatsächlich ist, illustriert etwa die Stellungnahme, die der Nationale Ethikrat im Jahr 2007 vorgelegt hat. In dem 60 Seiten umfassenden Papier, das den bezeichnenden Titel „Die Zahl der Organspenden erhöhen – Zu einem drängenden Problem der

Transplantationsmedizin in Deutschland" trägt, wird weder die Frage, ob der Hirntod der tatsächliche Tod des Menschen ist, ernsthaft behandelt, noch deren Behandlung zu einem späteren Zeitpunkt in Aussicht gestellt. Schlimmer noch: Obwohl das Expertengremium gleich zu Anfang einräumt, dass der „Hirntod" „immer wieder Gegenstand von Debatten über das richtige Verständnis vom Tod des Menschen und die angemessene anthropologische Bedeutung des Gehirns als des Organs ist, das die einzelnen Organfunktionen zur Gesamttätigkeit des Organismus integriert", entzieht es sich dieser Debatte mit der Behauptung, es gebe „derzeit" einen „weitgehenden gesellschaftlichen Konsens zumindest darüber, dass diese Art der Todesfeststellung legitim" sei.[11]

Von einem solchen Konsens kann aber – und zwar unabhängig davon, ob man die Argumente der Befürworter oder aber die Einwände der Gegner der Hirntod-Theorie für überzeugender hält – in Wahrheit keine Rede sein. Dazu ist die Schar der Kritiker der Hirntod-Konzeption längst viel zu groß. Unter ihnen finden sich nicht mehr nur namhafte Philosophen, Theologen und Juristen aus ganz verschiedenen Ländern, sondern auch Mediziner aller Fachrichtungen. Einschließlich solcher, die aufgrund ihres Fachs – so etwa Neuropathologen, Anästhesisten und Transplantationschirurgen – über besondere Einblicke verfügen.

Doch selbst wenn die Schar der Kritiker geringer an Zahl und fachlich weniger breit gefächert wäre, wäre das allein noch kein hinreichender Grund, ihren Argumenten keine Beachtung zu schenken. Streng genommen müssten in einer derart existentiellen Frage wie der, ob der Hirntod auch der tatsächliche Tod des Menschen ist, die begründeten Zweifel eines Einzelnen ausreichen, um eine wie auch immer geartete Mehrheit zu veranlassen, ihre eigenen Argumente kritisch zu überprüfen.

Dies gilt sowohl mit Blick auf potentielle Organspender, die das Recht haben zu wissen, wie groß die Sicherheit ist, dass sie tatsächlich bereits tot sind, wenn ihnen Organe zu Transplantationszwecken entnommen werden, als auch mit Blick auf jene, deren Aufgabe darin besteht, die Organe zu explantieren, und die sicher sein müssen, dass sie durch ihr Handeln niemanden töten. Last but not least gilt dies selbstverständlich auch für jene, die sich von der Transplantation eines fremden Organs ein längeres Leben oder auch „nur" eines mit gesteigerter Lebensqualität versprechen. Auch sie haben das Recht zu wissen, dass durch die Realisierung dieses legitimen Wunsches weder ein anderer Mensch sterben muss noch getötet wird.

Darum dieses Buch. Es ist ein weiterer Versuch, ein wenig mehr Licht in eine Frage zu bringen, die unter Experten heftig umstritten ist und die womöglich in Zukunft alle Menschen betrifft. Dabei rechnet sich der Autor, der die Debatte um den Hirntod als sicheres Todeszeichen seit der Arbeit an dem 1997 in Kraft getretenen Transplantationsgesetz verfolgt, selbst weder den Befürwortern noch den Gegner des Hirntodes zu. In diesem Buch wird stattdessen die Position vertreten, dass die Frage, ob der Hirntod auch der Tod des Menschen sei, eine jener wenigen Fragen ist, die sich aus erkenntnistheoretischen Gründen nicht mit hinreichender Gewissheit beantworten lässt.

Sollte dies zutreffen, dann wäre freilich auch diese Position keine folgenlose. Vielmehr ergäben sich auch aus ihr eine ganze Reihe wichtiger sowie interessanter Konsequenzen. Und zwar sowohl für die akademische Debatte als auch für die Praxis. Sollte es nämlich tatsächlich so sein, dass die Frage, ob der Hirntote auch wirklich tot ist, eine für den Menschen unentscheidbare bleiben müsse, würde dies zum Beispiel bedeuten, dass der Streit unter den Gelehrten am Ende gar nicht so unversöhnlich geführt werden müsste, wie es derzeit den Anschein hat.

Das wäre zweifelsfrei ein Gewinn. Denn dann gäbe es sehr wohl Grund zu der Hoffnung, dass sich beide Seiten doch noch auf einen intellektuellen Nichtangriffspakt verständigen und die Frage, wann der Mensch genau tot ist, als ein „kognitives Niemandsland" (Eduard Zwierlein) betrachten könnten, dessen Eroberung zum Scheitern verurteilt sei und daher auch nicht länger versucht werden müsse.

Was die Praxis betrifft, gäbe es bei dieser Position allerdings auch Verluste zu befürchten. Verluste, die denen, die sich aus der Position der Hirntod-Gegner ergeben, im Ergebnis nicht gänzlich unähnlich wären. Denn falls wir nicht sicher wissen können, ob der Hirntod auch der tatsächliche Tod des Menschen ist, stellt sich die Frage, ob sich die Explantation lebenswichtiger Organen noch in genau demselben Umfang verantworten lässt, wie in dem Fall, in dem sich mit Gewissheit sagen ließe, dass der Hirntote auch tatsächlich tot ist.

Dabei soll hier schon einmal vorausgeschickt werden, dass jene, die den Hirntod als sicheres Todeszeichen ablehnen, keinesfalls zugleich immer auch prinzipielle Gegner der Transplantation lebenswichtiger Organe sind. Im Gegenteil: Die Zurückweisung des Hirntodes als sicher diagnostizierbarer Tod des Menschen läuft keineswegs bei jedem auf die Forderung nach einer Einschränkung des Transplantationsgeschehens hinaus. So gibt es etwa Philosophen und Ärzte, die den Hirntod als Kriterium für eine Entnahme von Organen verteidigen, obwohl sie ihn als Kriterium für Feststellung des Todes anzweifeln oder gar vehement ablehnen. Andere betrachten die Praxis der Organentnahme bei Hirntoten dagegen als eine Form von Euthanasie.

Um dem berechtigten Anliegen nachkommen zu können, in einer derart existentiellen Frage, wie der, wann der Mensch tot ist, größtmögliche Gewissheit zu erlangen, scheint es allerdings angebracht, bei der Prüfung der Argumente, die von den Befürwortern und den Gegnern der Hirntod-Konzeption jeweils ins Feld geführt werden, die mit dem unbestreitbaren Mangel an Organspenden verbundenen Probleme zunächst so weit wie möglich außen vor zu lassen. Wie wir aber bereits im nächsten Kapitel sehen werden, ist dies viel leichter gefordert als getan.

Kapitel 2

The boundaries which divide Life from Death are at best, shadowy and vague. Who shall say where the one ends, and where the other begins?"

Edgar Allen Poe
„Premature Burial"

Hirntod – eine zweckmäßige Definition

Wie es zur Gleichsetzung des Hirntodes mit dem Tod des Menschen kam.

Nicht wenige Kritiker der Hirntod-Definition behaupten bis heute, der Hirntod sei von interessierter Seite vorrangig oder gar ausschließlich mit dem Tod des Menschen gleichgesetzt worden, um günstigere Bedingungen für eine erfolgversprechende Transplantation von Organen zu schaffen. Dieser schwerwiegende Vorwurf wurde schon sehr früh, nämlich im September 1968 und von keinem Geringerem als dem großen jüdischen Technik-Philosophen Hans Jonas (1903–1993) erhoben. Zuvor, im August des Jahres 1968, hatte eine interdisziplinär besetzte Ad-hoc-Kommission der Harvard Medical School in Boston – bestehend aus zehn Medizinern sowie je einem Juristen, Theologen und Wissenschaftshistoriker[1] – ein aufsehenerregendes Gutachten vorgelegt, das den Status von Patienten klären sollte, die sich in einem als irreversibel betrachteten Koma befanden.

Unter der Bezeichnung „Coma dépassé" war das Phänomen des irreversiblen Komas erstmals 1959 von den beiden französischen Neurologen Pierre Mollaret (1898–1987) und Maurice Goulon (1919–2008) in der Fachzeitschrift „Revue Neurologique" beschrieben worden. Mollaret und Goulon hatten auf den noch jungen Intensivstationen – das erste Lehrbuch „Praxis der Intensivbehandlung“ sollte erst 1968 erscheinen[2] – künstlich beatmete Patienten beobachtet, die sich, nachdem sie zuvor einen längeren Atemstillstand erlitten hatten, in einem bis dahin unbekannten Zustand permanenter, tiefer Bewusstlosigkeit befanden.

Möglich geworden war die Beobachtung derart tiefer Bewusstlosigkeit erst durch die Fortentwicklung der künstlichen Langzeitbeatmung durch den dänischen Anästhesisten Björn Ibsen (1915–2007), der diese Methode 1952 im Zuge der Bekämpfung der Poliomyelitis (Kinderlähmung) revolutionierte und deshalb auch als „Vater der Intensivtherapie“[3] bezeichnet wird. Vor Ibsen konnte eine derart tiefe Bewusstlosigkeit nie beobachtet werden, „da solche Patienten sonst alle sogleich an Atemstillstand starben“.[4]

Aus den Symptomen, die Mollaret und Goulon bei diesen Patienten beobachteten – darunter fehlende Hirnstammreflexe, fehlende Spontanatmung und anhaltende, tiefe Bewusstlosigkeit –, schlossen sie, dass die Hirne der Patienten an Sauerstoffmangel zugrunde gegangen sein mussten, ihre Tätigkeit vollständig eingestellt hätten und sich bereits in einem Zersetzungsprozess befänden.[5]

Der spätere pathologische Befund bestätigte dies. Bei einigen Patienten war die Nekrose des Hirngewebes – in Abhängigkeit von der Dauer der künstlichen Beatmung – bereits bis zur Verflüssigung fortgeschritten. Damit war klar: Anders als etwa bei Wachkoma-Patienten konnte eine Rückkehr von Patienten, die sich im irreversiblen Koma befanden, in ein bewusstes Leben ausgeschlossen werden.

Allerdings setzten Mollaret und Goulon die Zerstörung des Gehirns nicht mit dem Tod des Menschen gleich. Dazu entschloss sich – international bedeutsam – erst neun Jahre später die Ad-hoc-Kommission der Harvard

Medical School in Boston unter dem Vorsitz des Anästhesisten Henry Knowles Beecher (1904–1976). In ihrem bahnbrechenden Report, der den Titel „A definition of irreversible coma" trug und in dem angesehenen „Journal of the American Medical Association" veröffentlicht wurde,[6] empfahl die Kommission, den Nachweis, dass bei künstlich beatmeten Patienten ein Koma irreversibel sei, künftig als Beleg dafür zu betrachten, dass der Tod einen Menschen ereilt habe.

Bereits einen Monat später nutzte der in Mönchengladbach geborene, 1933 nach London emigrierte und nach Zwischenaufenthalten in Jerusalem und Kanada ab 1955 in den USA lehrende Philosoph Hans Jonas eine Konferenz in Boston über „Ethische Aspekte von Humanversuchen" zu einer scharfen Entgegnung. In dieser ersten Intervention, der weitere folgen sollten, stellte Jonas zunächst klar, dass er in dem Begriff des „Gehirntodes" „nichts Ominöses" sehe, so lange es dabei nur darum gehe, wann es erlaubt sein solle, „die künstliche Verlängerung gewisser Lebenszeichen (wie Herzschlag), welche traditionell als Lebenszeichen gelten, einzustellen."[7]

Wenn, so Jonas weiter, der dabei zustimmend Papst Pius XII. zitierte, auf den sich im übrigen auch die Harvard-Kommission im ihrem Gutachten berief,[8] „tiefe Bewusstlosigkeit für permanent befunden" werde, dann seien „außerordentliche Mittel zu Weitererhaltung des Lebens nicht obligatorisch". Mehr noch: Man dürfe sie „einstellen und dem Patienten erlauben, zu sterben." Beim Vorliegen eines eindeutig „negativen Gehirnzustands" dürfe der Arzt „dem Patienten erlauben, seinen eigenen Tod gemäß jener Definition zu sterben", der von selbst das „Spektrum aller nur möglichen Definitionen" des Todes durchlaufe.'[9]

„Aber", holte der Philosoph wenig später zu dem entscheidenden Schlag aus, „ein beunruhigend entgegengesetzter Zweck" verbinde sich mit dem Ziel, den legitimen Zeitpunkt für die Einstellung einer erfolglosen Therapie zu definieren, „in der Suche nach einer neuen Definition des Todes – d. h. in dem Ziel, den Zeitpunkt der Toterklärung vorzuverlegen: die Erlaubnis nicht nur die Lungenmaschine abzustellen, sondern nach Wahl auch umgekehrt sie (und andere ‚Lebenshilfen') weiter anzuwenden und so den Körper in einem Zustand zu erhalten, der nach älterer Definition Leben gewesen wäre (nach der neueren aber nur dessen Vortäuschung ist) – damit man an seine Organe und Gewebe unter den Idealbedingungen herankann, die früher den Tatbestand der Vivisektion gebildet hätten."[10]

Mit anderen Worten: Jonas warf den Mitgliedern der Harvard-Kommission nichts weniger vor, als mittels der Gleichsetzung des Hirntodes mit dem Tod des Menschen – wenn auch keineswegs nur, so doch zumindest auch – das Zerschneiden von Menschen bei lebendigem Leib – denn nichts anderes meint „Vivisektion" beim Menschen – ermöglichen zu wollen.

Dieser schwerwiegende Vorwurf wird auch heute noch, wenn auch in abgewandelter Form und weniger scharf formuliert, wiederholt. So behauptet etwa der Jurist und Naturrechtsexperte Wolfgang Waldstein, Mitglied der Päpstlichen Akademie für Leben, aus dem Text des Gutachtens gehe „klar hervor, dass der ‚report' in keiner Weise daran interessiert war, die Wahrheit über den Zeitpunkt des Todes des Menschen festzustellen", sondern daran, „nach rein utilitaristischen Gesichtspunkten eine Definition zu schaffen, die es erlaubt, menschliches Leben nach bestimmten Kriterien als nicht mehr bestehend oder nicht mehr schützenswert anzusehen."[11]

Auch das ist zweifellos eine schwere Anschuldigung. Sehen wir uns daher den Text des Reports etwas genauer an. Bereits im allerersten Satz des Gutachtens wird das eigentliche Ziel, welches die Kommission mit diesem verfolgt, offengelegt. Dort heißt es nämlich ebenso unvermittelt wie freimütig: „Unser vorrangiges Ziel ist es, das irreversible Koma als ein neues Kriterium für den Tod zu definieren."[12] Dieses Ziel erläuternd fährt der Text dann fort: „Es gibt zwei Gründe für den Bedarf einer solchen Definition: (1) Der medizinische Fortschritt auf den Gebieten der Wiederbelebung (...) hat manchmal nur teilweisen Erfolg: Das Ergebnis sind dann Individuen, deren Herz fortfährt zu schlagen, während ihr Gehirn irreversibel zerstört ist. Eine schwere Last ruht auf diesen Patienten, die den permanenten Verlust ihres Intellekts erleiden, auf ihren Familien auf den Krankenhäusern und auf solchen Patienten, die auf von diesen komatösen Patienten belegte Krankenhausbetten angewiesen sind. (2) Überholte Kriterien für die Definition des Todes können zu Kontroversen bei der Beschaffung von Organen zur Transplantation führen".[13]

Man kommt also beim besten Willen nicht darum herum, mit Waldstein festzuhalten, dass es den Mitgliedern der Kommission in dem Gutachten nicht um die Feststellung ging, ob der Hirntod der tatsächliche Tod des Menschen sei. Statt dessen ging es der Kommission darum, die durch den medizinisch-technischen Fortschritt auf dem Gebiet der Reanimation und der künstlichen Beatmung hervorgerufene Probleme zu lösen, die von den Betroffenen als überaus belastend empfunden wurden.

Zu den als überaus belastend empfundenen Problemen zählte aus Sicht der Mitglieder der Kommission offenbar, dass Patienten, bei denen alle ärztliche Kunst versagte, medizinische Ressourcen belegten, die anderen Patienten, für welche die Ärzte meinten, noch etwas tun zu können, nicht zur Verfügung standen. Ferner fühlten sie offenbar auch mit den Angehörigen der sich im irreversiblen Koma befindlichen Patienten mit, denen die Ärzte zwar mitteilen mussten, dass sie für die ihnen nahe stehenden Menschen nichts mehr tun konnten, die sie aber nach den bis dahin gültigen Kriterien auch nicht für tot erklären konnten.

So weit, so verständlich. Weit weniger verständlich ist jedoch, dass die Kommission die „schwere Last", die zweifellos auf allen Personen ruht, die sekundär von einem irreversiblen Koma betroffen sind, in ihrem Report aber explizit auch auf diejenigen bezieht, bei denen ein irreversibles Koma diagnostiziert wurde. Das muss misstrauisch machen. Denn wären die Mitglieder der Kommission restlos davon überzeugt gewesen, dass ein irreversibel komatöser Patient tatsächlich tot sei und dass das, was an seiner Stelle künstlich beatmet wird, nur noch ein Leichnam sei, dann hätte sie diesen Leichnam aus der Gruppe der Leidenden eigentlich ausschließen müssen. Denn die Mindestvoraussetzung, etwas „erleiden" zu können, besteht nun einmal darin, lebendig zu sein. Eine Leiche erleidet nichts mehr, schon gar nicht den „permanenten Verlust ihres Intellekts". Ihr widerfährt allenfalls etwas, und das auch nur dann, sofern von außen auf sie eingewirkt wird. So würde denn auch niemand behaupten wollen, ein Marmorblock erleide etwas, wenn ein Bildhauer sich mit Hammer und Meißel an ihm zu schaffen macht.

Natürlich ließe sich an dieser Stelle einwenden, dass ein über alle Zweifel erhabener Gebrauch von Worten – den nicht einmal Philosophen restlos beherrschen – kein sinnvoller Maßstab für die Qualität medizinischer Expertise sei. Dies um so mehr, als unsere Sprache ohnehin sehr schnell dort an Grenzen stößt, wo mit ihr gänzlich unmissverständliche Aussagen über so grundlegende Phänomene wie Leben und Tod formuliert werden sollen. Doch trotzdem muss es sehr wundern, dass ausgerechnet ein Text, der das irreversible Koma als neues Kriterium für den Tod des Menschen definieren will, diejenigen, die demnach bereits gestorben seien, mit Begriffen belegt, die wir normalerweise nur Lebenden zuteil werden lassen.

Erstaunen muss ferner die Formulierung des zweiten Grundes, der laut der Kommission die Einführung eines neuen Kriteriums für den Tod erforderlich mache. Er wurde in dem Report mit den Worten „überholte Kriterien für die Definition des Todes können zu Kontroversen bei der Beschaffung von Organen zur Transplantation führen" ebenso grob wie knapp formuliert. Gleichwohl wird man fragen müssen, ob die zweifellos erstaunliche Formulierung „Beschaffung von Organen", deshalb auch schon derart zugespitzt wie von Jonas gedeutet werden muss.

Um Jonas zu verstehen, muss man wissen, dass wenige Monate zuvor, genauer am 3. Dezember 1967, der südafrikanische Chirurg Christiaan Barnard (1922–2001) am Groote Schuur Hospital in Kapstadt dem 55jährigen Patienten Louis Washkansky in einer vierstündigen Operation das erste menschliche Herz transplantiert hatte. Washkansky, der diese Operation überlebte, starb 18 Tage später an einer Lungenentzündung. Barnard, der sich in einem zeitlichen Wettlauf mit Chirurgen in den USA und Japan befand, die Vergleichbares planten, hatte sich bei der Operation über zahlreiche Standards hinweggesetzt, die für ärztliches Handeln – damals wie heute – als konstitutiv betrachtet werden.

Nicht nur, dass das Herz der 25jährigen Denise Ann Dervall, welches Barnard Washkansky transplantierte, für den Patienten – weil zu klein – eigentlich ungeeignet war. Der Chirurg hatte auch die Angehörigen der „Spenderin", die nach einem Verkehrsunfall in ein irreversibles Koma gefallen war, weder über sein Vorhaben informiert noch um Zustimmung zu einer Organentnahme gebeten. Fachkollegen verurteilten Barnards Operation daher umgehend als „unverantwortlichen Eingriff".[14] Zeitungen forderten damals gar, „Barnard vor dem Internationalen Gerichtshof des Mordes anzuklagen".[15]

Im gleichen Jahr musste sich in Japan der des Mordes angeklagte Herzchirurg Sura Wada vor Gericht verantworten, der sich ebenfalls an einer Herztransplantation versucht hatte, dabei jedoch gescheitert war. Anders als Barnard wurde Wada vorgeworfen, das Herz einem nicht hirntoten Spender entnommen zu haben.[16]

Aufmerksame Zeitgenossen waren also alarmiert. Und das gleich in zweifacher Weise. Nicht nur, dass die technisch erfolgreiche Herztransplantation Barnards die Transplantation nicht-paariger Organe (Herz, Leber, Bauchspeicheldrüse) als zukünftige Standardbehandlungen in greifbare Nähe rückte, wodurch sich die Frage nach der „Beschaffung von Organen" tatsächlich aufdrängte. Es ging – besonders innerhalb der Ärzteschaft – wohl auch um die Frage, wie sich Ärzte juristisch absichern konnten, ohne bei der Explantation solcher Organe den Vorwurf der Tötung fürchten zu müssen.

So war die Harvard Medical School in Boston denn auch keineswegs die einzige Einrichtung, die sich mit diesen Fragen beschäftigte. In vielen Ländern Europas, einschließlich Deutschland, waren die Fragen, auf welche die Harvard-Kommission eine Antwort formuliert, längst virulent. In einem Aufsatz, der sich in dem überaus lesenswerten, von ihr gemeinsam mit Thomas Schlich herausgegebenen Sammelband „Hirntod – Zur Kulturgeschichte der Todesfeststellung" findet, zeichnet die Medizinhistorikerin Claudia Wiesemann die Geschichte der ersten Hirntod-Definition der Deutschen Gesellschaft für Chirurgie nach. Diese hatte schon auf ihrer Jahrestagung im Jahr 1967 eine „Kommission für Reanimation und Organtransplantation" gebildet, welche ein Jahr darauf – noch vor der Veröffentlichung des Gutachtens der Harvard-

Kommission – eine eigene Stellungnahme zum Hirntod publizierte, die bis 1982 Gültigkeit besitzen sollte.[17]

Der damalige Präsident der Deutschen Gesellschaft für Chirurgie, Werner Wachsmuth (1900–1990), der persönlich die Gründung dieser Kommission angeregt hatte, begründete deren Notwendigkeit in seiner Eröffnungsrede der Jahrestagung seiner Gesellschaft im Jahr 1967 so: Neue technische Möglichkeiten könnten inzwischen Auskunft über die „Endgültigkeit des Todes" geben. Alle diesbezüglichen Überlegungen seien nun in ein „akutes Stadium" getreten, das „klare Entscheidungen" verlange. „Die Organtransplantation vom Toten auf den Lebenden ist in stürmischer Entwicklung, deren Erfolge noch nicht abzusehen sind. (...) Nur wir können die Voraussetzungen schaffen, auf denen später die Rechtsprechung fußen soll. Die Initiative muss daher von uns ausgehen. Der Gesetzgeber wäre überfordert, wenn man von ihm den ersten Schritt erwarten wollte."[18]

Als vordringliche Aufgaben der Kommission nannte Wachsmuth, der den Nationalsozialismus mittels „innerer Immigration" überstand und 1946 einen Ruf an den Lehrstuhl für Chirurgie der Julius-Maximilians-Universität Würzburg erhielt, die „Feststellung des irreversiblen Todes" sowie die „Sicherung des Spenders, aber auch des transplantierenden Chirurgen."[19] Außer aus der Eröffnungsrede zitiert Wiesemann in ihrem Beitrag auch aus den 1985 erschienenen Lebenserinnerungen Wachsmuths. Darin heißt es: „Man erwartete von dem Präsidenten unserer Kongresse, dass er sich mit den bedeutendsten aktuellen Problemen, denen wir gegenüberstehen, auseinandersetzt und vor diesem Forum ein Bekenntnis ablegt. Für das Jahr 1967 war es die Frage der Todeszeitbestimmung, welche für die sich entwickelnde Organtransplantation von entscheidender Bedeutung war".[20]

Gleichwohl kommt Wiesemann zu dem Ergebnis, dass die Antwort auf die Frage, ob die Einführung des neuen Todeskriteriums durch die Ärzteschaft dem Zweck gedient habe, auf möglichst leichtem Wege viele transplantierbare Organe zu gewinnen, „paradox" ausfalle. „Einerseits" sei die Transplantationsmedizin ein „entscheidender Motor für die standesrechtliche Implementierung des Hirntods" gewesen, andererseits „sei die Durchsetzung des Hirntod-Konzepts nicht ihr primäres Anliegen" gewesen. „Ihre Hauptintention ging dahin, die Organtransplantation in der bestehenden Form zu erhalten, und dafür wäre eine reine Hirntod-Definition eher hinderlich gewesen."[21]

Ähnlich zeigt sich auch der Medizinhistoriker und Arzt Sebastian Schellong überzeugt: „Unzweifelhaft" stehe die Gleichsetzung des Hirntodes mit dem Tod des Menschen „im Zusammenhang der Transplantationsmedizin". Ihr „historischer Ort" sei jedoch „in einem weiteren und grundsätzlicheren Sinne die Intensivmedizin". Die Ärzte hätten sich Problemen gegenübergesehen, „für deren Lösung ihnen jede ethische Orientierung fehlte". Mit dem „Gelingen der Langzeitbeatmung" hätten sie Patienten gegenübergestanden, „für die nicht mehr entschieden werden konnte, ob sie mehr auf der Seite des Lebens oder auf der Seite des Todes standen, d. h. ob sie weiter zu behandeln waren oder nicht." In einer bis dahin „nicht gekannten Radikalität sei die Frage nach dem Sinn medizinischen Handelns unlösbar geworden, da ihrer möglichen Beantwortung bereits auf der Ebene der Biologie die Entscheidungskriterien fehlten."[22]

Dies lässt auch das Harvard-Gutachten durchblicken, wenn es an einer Stelle bemerkenswerterweise festhält: „Ein Organ, das Gehirn oder ein anderes, das nicht länger funktioniert und keine Möglichkeit besitzt, erneut zu funktionieren, ist für alle praktischen Zielsetzungen tot."[23]

Dieser wenig beachtete Satz stellt möglicherweise so etwas wie die Schlüsselstelle des gesamten Reports dar. Nimmt man sie ernst, dann wird man vermutlich zu dem Schluss gelangen müssen, dass die Harvard-Kommission hier ein Verständnis von Totsein ins Spiel bringt, das sich von dem, was wir gewöhnlich als Tod bezeichnen, fundamental unterscheidet.

Üblicherweise sprechen wir vom Tod als einem biologischen Faktum. In diesem Sinne ist tot, wer aufgehört hat, lebendig zu sein. Der Tod wäre demnach die Abwesenheit von Leben. Die Harvard-Kommission hatte dagegen offenbar einen anderen, bereits völlig operationalisierten Todesbegriff im Blick. Denn als tot wird hier definiert, was für eine medizinisch sinnvolle Therapie unerreichbar geworden ist. Man wird das sicher kritisieren dürfen. Man wird es sogar müssen. Denn selbstverständlich ist es eine Sache, ob etwas tatsächlich tot im Sinne von unbelebt ist, und eine andere, ob etwas derart funktionsuntüchtig ist, dass es für die heilende Ziele anderer – die als solche alles andere als kritikwürdig sind – nur nicht mehr erreichbar ist.

Zunächst aber sollte man sich bemühen, diese Sicht der Dinge zu verstehen und prüfen, ob sie auch zutreffen. Als ziemlich aufschlussreich erweisen sich in diesem Zusammenhang dabei die Stellungnahmen jener, die in die Arbeit der Kommission involviert waren, sei es als Mitwirkende, sei es als Beobachter und Kommentatoren.

Als überaus erhellend darf in diesem Sinne wohl eine anekdotische Schilderung des einflussreichen US-amerikanischen Philosophen Robert Veatch gelten. Veatch, der 1975 mit einer eigenen, weitaus liberaleren Definition des Todes des Menschen für Schlagzeilen sorgte und dafür warb, all diejenigen für tot zu erklären, welche die Fähigkeit verloren haben, sinnvoll mit anderen zu interagieren, berichtet in einem 2004 erschienen Aufsatz: Als frischgebackener Harvard-Absolvent, der sich für Medizin-Ethik interessierte, habe er mit mehreren Mitgliedern des Ad-hoc-Kommission eng zusammengearbeitet. Fazit: „Keines der Mitglieder war so naiv zu glauben, Menschen mit toten Gehirnen seien tot im traditionellen biologischen Sinne durch unwiderbringlichen Verlust körperlicher Integration."[24]

Dafür, dass die Harvard-Kommission höchstwahrscheinlich auch gar nicht beabsichtigte, den Tod als biologisches Faktum aufgrund neuer medizinischer Erkenntnisse anders als bisher zu definieren, spricht auch ein Aufsatz des Kommissions-Vorsitzenden Henry Knowles Beecher selbst. Er erschien nur zwei Jahre nach dem von ihm verfassten Gutachten der Harvard-Kommission unter dem bezeichnenden Titel: „Definitionen von Leben und Tod – für die medizinische Wissenschaft und Praxis". Darin gab der Anästhesist unter anderem zu Protokoll: „Der durchschnittliche Krankenhausaufenthalt beträgt zwei Wochen. Eine irreversibel bewusstlose Person beansprucht Platz, der binnen eines Jahres von 26 anderen Personen in Anspruch genommen werden könnte. Vor nicht allzu langer Zeit berichtete die Londoner Times vom Tod einer 21 Jahre alten Frau aus Montreal, die seit einem Verkehrunfall, der sich zwölf Jahre zuvor ereignet hatte, bewusstlos war. Wenn Sie meine Berechnungen akzeptieren, hielt sie 312 Patienten von Krankenhausbetten fern."[25]

Ein Jahr später behauptet Beecher gar an anderer Stelle: „Auf welcher Ebene wir auch immer entscheiden, etwas tot zu nennen, es ist eine willkürliche Entscheidung. Tod des Herzens? Die Haare wachsen noch. Tod des Gehirns? Das Herz mag noch schlagen. Die Notwendigkeit besteht darin, einen irreversiblen Status zu benennen, in dem das Gehirn nicht länger funktioniert. Es ist das Beste, diese Ebene zu wählen, denn obwohl das Gehirn tot ist, ist die Nützlichkeit der anderen Organe noch gewährleistet."[26]

Und wenn Beecher – wie von Jonas bezeugt – dann auch wiederum an anderer Stelle versichert, „die Gesellschaft könne es sich nicht leisten, die Gewebe und Organe unheilbar bewusstloser Patienten ‚wegzuwerfen', da diese dringend für Studium und Versuche benötigt würden, um andere sonst hoffnungslos Kranke damit retten zu können",[27] dann wird man wohl kaum darum herumkommen, die beanstandeten Formulierungen des Gutachtens für bare Münze zu nehmen und die Möglichkeit, hierbei könne es sich auch bloß um die Folgen eines „Sprachunfalls" handeln, als überaus unwahrscheinlich verwerfen müssen.

Das sah wohl auch die Presse damals so. So hieß es etwa in einem Beitrag der „New York Times" vom 5. August 1968, der über den von der Ad-hoc-Kommission vorgelegten Report berichtete: „Seit den Anfängen der Medizin stellt sich die Frage, was mit dem menschlichen Dahinvegitierenden zu tun sei. (...) Manche dieser lebenden Leichen überleben seit Jahren (...). Solche Fälle wie auch den steigenden Bedarf an Spenderorganen hatte das Harvard-Komitee im Sinn, als es darauf drang, irreversibles Koma als Tod umzudefinieren."[28]

Halten wir also fest: Es gibt erdrückende Indizien dafür, dass die Harvard-Kommission, als sie 1968 das irreversible Koma als Hirntod definierte und diesen mit dem Tod des Menschen gleichsetzte, keineswegs beabsichtigte, ein biologisches Faktum neu zu deuten. Vielmehr ging es ihr offenbar darum, als bedrückend empfundene Probleme, die der medizin-technische Fortschritt mit sich gebracht hatte, auf eine als zweckdienlich empfundene Weise zu lösen.

Allerdings gilt: Auch wenn die Gleichsetzung des Hirntodes mit dem Tod des Menschen offenbar auf eine Weise zustande gekommen ist, die als von sachfremden Erwägungen und mannigfaltigen Interessen „infiziert" gelten darf und die insofern jeden denkenden Menschen bis zu einem gewissen Grad auch argwöhnisch machen muss, so darf dabei eines doch nicht übersehen werden: Dass etwas auf fragwürdige oder gar anstößige Weise zustande gekommen ist, sagt noch nicht Entscheidendes über dessen Inhalt und schon gar nicht über die Gültigkeit dieses Inhalts aus.

Anders formuliert: Aus der gut begründbaren These, die Harvard-Kommission habe mit ihrem Gutachten kaum mehr als eine ethisch überaus fragwürdige Standespolitik betrieben, folgt keinesfalls, dass die bis heute unter Medizinern mehrheitlich vertretene These, der Nachweis der Hirntodes sei ein sicheres Zeichen dafür, dass ein künstlicher beatmeter Patient gestorben sei, unzutreffend sein muss.

Im Gegenteil: Die Tatsache, dass die Hirntod-Theorie trotz ihrer wenig ruhmreichen Geburtsstunde bis heute von vielen Menschen vehement vertreten wird, darunter auch von solchen, die selbst weder das Interesse besitzen, von komatösen Patienten belegte Krankenhausbetten neu vergeben zu können, noch günstige Bedingungen für potentielle Organempfänger zu schaffen, lässt vermuten, dass sie zumindest eine enorme Plausibilität beanspruchen könne. Dies um so mehr, als der Hirntod als Tod des Menschen auch von solchen vertreten wird, die in anderen bioethischen Konfliktfeldern ausnahmslos auf der Seite des Lebens stehen und etwa Abtreibungen, Euthanasie sowie die Forschung an embryonalen Stammzellen entschieden als unethisch zurückweisen. Da es ebenso dumm wie unredlich wäre, ihnen unterstellen zu wollen, sie könnten sich für den von der Harvard-Kommission vorexerzierten Pragmatismus erwärmen, spricht sehr viel für die Annahme, dass es andere Gründe als die im Gutachten zur Sprache gebrachten geben muss, die sich für die These, der Hirntod sei auch der Tod des Menschen, ins Feld führen lassen.

Wenden wir uns daher also nun zunächst der Hirntod-Theorie und ihren Befürwortern zu und sehen nach, ob sie mehr in die Waagschale werfen können als eine kontaminierte Begriffsgeschichte.

Kapitel 3

Ich habe keine Angst vor dem Sterben.
Ich möchte bloß nicht dabei sein, wenn es passiert."

Woody Allen
eigentl. Allen Stewart Konigsberg,
US-amerikanischer Regisseur

Schon Leichen oder noch Sterbende?

Warum sich über den Status von Hirntoten trefflich streiten lässt.

Über Jahrtausende hinweg war es Menschen möglich, den Tod eines ihrer Artgenossen sicher zu diagnostizieren. Wessen Herz aufgehört hatte zu schlagen, wer nicht mehr atmete, keinen Puls und keinen Blutdruck mehr aufwies, wessen Lippen und Fingernägel sich blau färbten, wessen Körper erkaltete, wessen Muskeln allmählich erstarrten, wessen Haut sich verfärbte und wer schließlich Verwesungsgeruch verströmte, der wies keinerlei Lebenszeichen mehr auf, war offensichtlich verstorben und konnte folglich – zweifelsfrei – für tot „erklärt" werden.

Heute ist das anders. Denn längst werden auch Menschen für tot erklärt, noch bevor deren Organismen auch nur ein einziges dieser seit Urzeiten bekannten, untrügerischen Todeszeichen aufweisen. Diese Menschen weisen allerdings eine Besonderheit auf. Sie liegen – für „hirntot" erklärt – auf Intensivstationen. Ein Beatmungsgerät, der sogenannte Respirator, übernimmt die Steuerung ihrer Atmung und sorgt dafür, dass ihre Herzen nicht zu schlagen aufhören und das Blut in ihren Körpern weiter zirkuliert.

Die Folge: Das biologische System, als das jeder Mensch auch – wenn auch nicht ausschließlich – betrachtet werden darf, besteht in Teilen fort. Denn auch bei einem für hirntot erklärten, künstlich beatmeten menschlichen Organismus funktionieren Blutkreislauf, Stoffwechsel und Immunsystem, erfolgt der für eine erfolgreiche Beatmung unverzichtbare Gasaustausch in der Lunge, laufen energieverbrauchende Prozesse ab, wird künstlich zugeführte Nahrung weiterhin verarbeitet, arbeiten die Nieren, funktioniert die Verdauung, kann Fieber gemessen werden, lassen sich – im Falle von Männern – selbst Erektionen und Samenergüsse beobachten.[1]

Sogar Schwangerschaften können bei für hirntot erklärten Frauen unter Umständen aufrechterhalten werden und führen – wenn auch nicht in der Mehrzahl der Fälle – zur Geburt lebender Kinder. So brachte etwa in Cincinnati im US-Bundesstaat Ohio im Jahr 2001 eine Schwangere, die in Folge eines Verkehrsunfalls das Bewusstsein verloren hatte und anschließend für hirntot erklärt wurde, eine Tochter zur Welt.[2]

1992 sorgte in Deutschland der ähnlich gelagerte Fall des sogenannten „Erlanger Babys" für einigen Wirbel. Am 5. Oktober verunglückte die Zahnarzthelferin Marion Ploch mit ihrem Auto auf einer Landstraße im Norden Bayerns derart schwer, dass die Ärzte im nahegelegenen Universitätsklinikum Erlangen, in das die 18jährige Frau mit einem Rettungshubschrauber eingeliefert worden war, trotz sofort angelaufener intensivmedizinischer Maßnahmen drei Tage später nur noch den Hirntod feststellen konnten. Da die hirntote junge Frau jedoch im fünften Monat schwanger war und ihr ungeborenes Kind den Unfall unverletzt überstanden hatte, entschieden die Ärzte, die künstliche Beatmung aufrechtzuerhalten, um der „hirntoten" Mutter die posthume Austragung ihres Kindes zu ermöglichen. Als das ungeborene Kind fünf Wochen später bei einem Spontanabort starb, stellten die Ärzte auch den Respirator, der die schwerverletzte Frau künstlich beatmet hatte, ab.[3]

Wie der Neurochirurg David Powner und die Gynäkologin Ira Bernstein von der Houston Medical School der Universität von Texas berichten, wurden bis zum Jahr 2003 insgesamt zehn erfolgreich verlaufene Schwangerschaften von Müttern, die zuvor für hirntot erklärt worden waren, dokumentiert.[4]

Glaubt man den Verfechtern der Hirntod-Konzeption, dann beatmet der Respirator trotz aller beobachtbaren biologischen Aktivität keine Menschen mehr, sondern bloß noch warme Leichen. Eingetreten sei der Tod bei einem künstlich beatmeten Menschen, behaupten diejenigen, die im Hirntod ein untrügerisches Kriterium für den bereits eingetretenen Tod erblicken, nämlich nicht erst dann, wenn das Herz dieses Menschen zum Stillstand gekommen sei oder dieser seinen letzten Atemzug getan habe, sondern bereits dann, wenn das gesamte Gehirn derart geschädigt sei, dass alle „Funktionen des Groß- und Kleinhirns sowie des Hirnstamms“[5] unwiderruflich zum Erliegen gekommen seien.

So definiert etwa der Wissenschaftliche Beirat der Bundesärztekammer in den von der Standesvertretung der Ärzte im Jahr 1982 erlassenen und seitdem mehrfach fortgeschriebenen „Richtlinien zur Feststellung des Hirntods“ den Hirntod als „Zustand des irreversiblen Erloschenseins der Gesamtfunktion des Großhirns, des Kleinhirns und des Hirnstamms bei einer durch kontrollierte Beatmung noch aufrechterhaltenen Herz-Kreislauffunktion“ und folgert: „Der Hirntod ist der Tod des Menschen.“[6]

Begründet wird die Gleichsetzung des irreversiblen Erloschenseins sämtlicher Hirnfunktionen mit dem Tod des Menschen von den Befürwortern der Hirntod-Konzeption vor allem mit einer Sonderstellung, die dem Gehirn innerhalb des menschlichen Organismus zukomme. Dabei wird das Gehirn als das übergeordnete Organ betrachtet, welches die Integration des Organismus in entscheidender Weise steuere. Falle es unwiederbringlich aus, dann zerfalle der menschliche Organismus in seine Einzelteile. „Denn mit dem Hirntod fehlt sowohl die Möglichkeit, die übrigen Körperteile, ihre Tätigkeiten und Wechselbeziehungen zur Einheit des menschlichen Organismus zusammenzufassen, wie auch untrennbar davon die unersetzliche körperliche Grundlage für alles, was den Menschen grundsätzlich von den anderen Lebewesen unterscheidet und was an ihm metaphysisch ist."[7] „Nach dem Ausfall des Steuerungsorgans Gehirn" existiere lediglich noch „vegetatives Leben" in einem „Restkörper", der nur noch als „Teilsumme der Organe" oder als „Organkonglomerat" betrachtet werden könne, fasst die Soziologin Martina Spirgatis die Sicht derer zusammen, die mit dem Hirntod den tatsächlichen Tod des Menschen festzustellen meinen.[8]

Dabei können sich die Befürworter der Hirntod-Theorie auf eine ganze Reihe medizinischer Fakten berufen, die auch von den Kritikern der Theorie in aller Regel anerkannt werden. Zu diesen Fakten zählt, dass das Gehirn das „sterblichste" aller Organe des Menschen ist. Denn von allen Organen reagiert das Gehirn am empfindlichsten auf eine Unterbrechung der Zufuhr von Sauerstoff und Nahrung. Das ist insofern nicht sonderlich verwunderlich, als das Gehirn, obwohl es nicht einmal drei Prozent der gesamten Körpermasse eines Menschen auf die Waage bringt, rund 20 Prozent der Stoffwechselenergie und des Sauerstoffs verbraucht. Aufgrund dieses enormen Bedarfs kann bereits eine wenige Minuten anhaltende Unterbrechung der Sauerstoffzufuhr zu einer irreparablen Schädigung des Gehirns führen und den Ausfall wichtiger Hirnfunktionen nach sich ziehen. Dabei fallen zunächst die Prozesse in der Großhirnrinde aus, die für die Steuerung aller bewussten Prozesse, einschließlich der Ich-Empfindungen, verantwortlich gemacht wird. Im

Anschluss daran fallen die Prozesse im Hirnstamm aus, der unter anderem für die Steuerung der Atmung zuständig ist.[9] Fallen die vom Hirnstamm gesteuerten Prozesse aus, führt dies zu einer Lähmung der Atmung. Diese provoziert den Ausfall der Sauerstoffversorgung des Herzens, was wiederum einen Herzstillstand verursacht, in dessen Folge dann die bekannten klassischen Todeszeichen auftreten.[10]

Fassen wir das bisher Gesagte kurz zusammen: Erleidet ein Mensch eine derart schwere Hirnschädigung, das diese den Ausfall sämtlicher Hirnfunktionen provoziert, dann führt dies unter normalen Bedingungen zu einem baldigen Herzstillstand. Weil das so ist, gestehen denn auch wohlmeinende Kritiker der Hirntod-Theorie Befürwortern derselben durchaus zu, dass „nichts näher" gelegen habe, „als nunmehr im irreversiblen Funktionsausfall des gesamten Gehirns – besser in der Zerstörung des Gehirns – das entscheidende zweifelsfreie Todeszeichen zu sehen."[11]

Insofern ist es auch völlig nachzuvollziehen, dass sich Befürworter der Hirntod-Theorie ungerecht bewertet sehen, wenn ihnen Kritiker unterstellen, sie verträten eine „Umdefinition" des Todes oder verlegten den Todeszeitpunkt des Menschen vor. Ernstzunehmende Befürworter der Hirntod-Theorie werden denn auch nicht müde zu betonen, dass es nur ***einen*** Tod des Menschen gebe. Dieser werde, wie der Neuropathologe – und Priester – Stephan Patt betont, in „99 Prozent der Fälle als Atem- und Herzstillstand festgestellt". Im Falle des Hirntodes werde dieser eine Tod nun „lediglich vor dem Herztod nachgewiesen".[12]

Allerdings ereignet sich der Hirntod im eigentlichen Sinne nie unter normalen Bedingungen. Dass ein Gehirn derart zerstört ist, dass mit einem baldigen Herzstillstand gerechnet werden muss, kommt überhaupt erst unter Bedingungen zur Anschauung, die durch und durch künstlich genannt werden können. Wir erinnern uns, dass vor der Fortentwicklung der künstlichen Beatmung durch Ibsen ein irreversibles Koma nie beobachtet werden konnte. Nun sorgen dieselben künstlichen Bedingungen, die es Ärzten ermöglichen, Aussagen über den Grad der Zerstörung eines Gehirns zu treffen, jedoch zugleich dafür, dass das, was unter normalen Bedingungen angesichts einer als irreversibel erachteten Zerstörung des Gehirns erwartet werden sollte, gerade nicht eintritt.

Denn indem der Respirator die ausgefallenen Hirnfunktionen des Patienten zumindest teilweise substituiert, verhindert er, dass dessen Herz aufgrund von Sauerstoffmangel zu schlagen aufhört. Kritiker der Hirntod-Theorie sehen darin einen Beleg dafür, dass es eben doch möglich sei, zeitweise ohne Hirnfunktionen zu leben.

So betrachtet etwa der Kölner Arzt Hans Thomas den Respirator als eine Art „Prothese". So wie ein Herzschrittmacher die Steuerung des Herzens übernehme, steuere der Respirator die Atmung. Befürwortern der Hirntod-Theorie, die dagegen einwenden, dass die Kreislauffunktion bloß technisch-maschinell und von außen aufrechterhalten werde und daher Leben nur simuliere, hält er entgegen: Das Atemgerät sei zwar eine „notwendige", aber keine „hinreichende Bedingung", um die „physiologischen Funktionen im Hirntoten" aufrechterhalten zu können. Schließlich sorge die Prothese dafür, dass im Organismus eines Hirntoten Stoffwechsel und Homöostase aufrechterhalten würden, energieverbrauchende Prozesse in Gang blieben, Nahrung verwertet und sogar Schwangerschaften fortgeführt würden. Solche Phänomene seien aber keine „naturgemäßen Leistungen einer Luftpumpe, einer Nährinfusion" und anderer „zusätzlicher Mittel."[13]

„Würde man", illustriert der Würzburger Medizinrechtler Rainer Beckmann, der als dezidierter Kritiker der

Hirntod-Theorie gelten darf, denselben Befund, „eine Leiche an ein Beatmungsgerät anschließen und ihr Medikamente zuführen, bliebe dies ohne Effekt. Sie würde sich nicht erwärmen, die Lungenflügel würden nur aufgeblasen, statt Sauerstoff aufzunehmen, und der Zerfall des Körpers würde sich ohne Anzeichen von Leben fortsetzen. Bei einem hirntoten Patienten sieht das anders aus: Der Luftsauerstoff wird aufgenommen, im Körper verteilt, und alle Organe und Gewebe ‚leben' weiter."[14]

Fassen wir also noch einmal zusammen: Der medizintechnische Fortschritt auf dem Gebiet der Langzeitbeatmung ermöglicht heute die Anschauung eines Phänomens, das sich vordem nicht beobachten ließ. Das, was sich beobachten lässt – der Hirntote nämlich –, unterscheidet sich jedoch signifikant von gewöhnlichen Toten. Konkret: „Ein beatmeter Hirntoter bleibt warm, schwitzt, zeigt noch Reflexe; eine Leiche wird kalt, starr, verfärbt sich, verbreitet Verwesungsgeruch".[15]

Das erkenntnistheoretische Problem, das sich aus diesen unterschiedlichen Beobachtungen ergibt, bringt Thomas auf den Punkt, wenn er sagt: „Zwei empirisch verschiedene Zustände oder Prozesse können mit Berufung auf Empirie nicht als identisch erklärt werden."[16]

Im Ergebnis ähnlich wie Thomas und Beckmann – wenn auch weitaus flapsiger formuliert – argumentiert auch der Arzt und Bestseller-Autor Manfred Lütz, wenn er sagt: „Ich kann auch in einem Gartenschlauch einen Puls erzeugen, und trotzdem werden wir den Gartenschlauch nicht als ‚lebend' qualifizieren", und hinzufügt: „Die Imitierbarkeit einer Vitalfunktion durch Apparate sagt nichts dagegen aus, dass diese Funktion, an einem Menschen festgestellt, ein Zeichen für das Leben dieses Menschen ist."[17]

„Sagt nichts dagegen aus" – dem wird man sich wohl anschließen können. Allerdings, wird man – will man den

Status von Hirntoten in die Nähe einer Klärung bringen – noch einen Schritt weiter als Lütz gehen und fragen müssen, ob die „Imitierbarkeit einer Vitalfunktion durch Apparate" denn auch schon etwas darüber aussagt, dass „diese Funktion" – bei einem für hirntot erklärten Menschen – auch tatsächlich „ein Zeichen für das Leben" dieses Menschen ist. Weil aber genau das so nicht der Fall ist, lässt sich über den Hirntod als Tod des Menschen tatsächlich streiten. Ganz allgemein formuliert, kann man nämlich festhalten: Wer plausibel machen kann, dass A kein Beweis für B ist, hat damit noch lange nicht auch plausibel gemacht, dass A ein Erweis für das Gegenteil von B ist.

Natürlich kann man sich auch auf den Standpunkt stellen, es sei überhaupt nicht Aufgabe eines Arztes zu klären, ob ein Hirntoter ein Lebender sei. Da es zwischen Tod und Leben keinen dritten Zustand geben könne – auch ein Sterbender ist selbstverständlich ein Noch-Lebender –, reiche es völlig aus zu klären, ob der Hirntote tatsächlich tot sei. Gäbe es daran begründete Zweifel, müsse „pro vita" entschieden werden, demnach könnte ein Hirntoter beim Vorliegen derartiger Zweifel allenfalls als Sterbender betrachtet werden.

So richtig dies im Grundsatz auch sein mag, so übersieht, wer vorschnell derart argumentiert, möglicherweise jedoch, dass sich auch der Begriff „Leben" nicht von selbst versteht und folglich einer Definition bedarf. Je enger dabei der Begriff „Leben" gefasst wird, desto früher wird ihm der Begriff des Todes, der als Abwesenheit von Leben definiert werden kann, auf dem Fuße folgen müssen. Trifft dies zu, dann wird man den Streit darüber, ob der Hirntod der Tod des Menschen sein könne, womöglich überführen müssen in einen Streit darüber, was Leben – oder genauer: was menschliches Leben – ausmacht.

Bevor wir uns aber von diesem Debatten-Schlachtfeld auf ein anderes begeben und den Bereich der reinen Empirie, der offensichtlich in eine Sackgasse führt, endgültig verlassen, wollen wir uns zunächst anschauen, wie der Hirntod eigentlich festgestellt wird und welche Kriterien erfüllt sein müssen, um einen Menschen für „hirntot" erklären zu können.

Kapitel 4

Wenn das Gehirn des Menschen so einfach wäre, dass wir es verstehen könnten, dann wären wir so dumm, dass wir es trotzdem nicht verstehen könnten."

Jostein Gaarder
„Sofies Welt und das Kartengeheimnis"

Diagnose oder Prognose?

Was von den sogenannten Hirntod-Kriterien zu halten ist.

Wird eine These weithin als „Tatsache" betrachtet, dann sollte man erwarten können, dass zumindest unter den Befürwortern Einigkeit darüber herrscht, wie sich das Vorliegen dieser als „Tatsache" erachteten These nachweisen lässt. Erstaunlicherweise ist aber genau das beim Hirntod nicht der Fall.

Schon 1978 – zehn Jahre, nachdem die Ad-hoc-Kommission der Harvard Medical School ihren aufsehenerregenden Report veröffentlicht hatte – hatten Verfechter der Hirntod-Theorie bereits mehr als 30 unterschiedliche Kriterien-Sets publiziert,[1] mit denen die Verfasser jeweils den Anspruch verbanden, den Hirntod „sicher" nachweisen zu können. Im Jahr 1977 verglich der 1995 verstorbene, in Kanada geborene, bedeutende US-amerikanische Neurochirurg Arthur Earl Walker, selbst Anhänger der Hirntod-Theorie, erstmals 18 dieser Sets und konnte dabei zeigen, dass viele von ihnen gravierende Unterschiede aufwiesen.[2] Seitdem ist eine ganze Reihe weiterer Sets hinzugekommen.

Die beachtliche Vielfalt der unterschiedlichen Sets führt im Extremfall dazu, dass ein Patient nach der Durchführung sämtlicher Untersuchungen des einen Sets „sicher" für „tot" erklärt werden kann, während er, würde er nach einem anderen Set untersucht, genauso „sicher" als „lebend" betrachtet werden müsste. Zwei Beispiele können diese paradoxe Situation, die auch von nicht wenigen Befürwortern der Hirntod-Theorie als unbefriedigend erachtet wird, verdeutlichen.

So schreiben etwa die Harvard-Kriterien von 1968 unter anderem vor, dass ein schwer komatöser Patient „regungslos" sein müsse, um für „hirntot" erklärt werden zu können. Der für eine Therapie als unerreichbar erachtete Patient, für den die Mitglieder der Harvard-Kommission keine medizinischen Ressourcen mehr aufwenden, dessen Organe sie jedoch auch nicht „verschwenden" wollten, sollte – immerhin – nicht nur zu keinerlei Eigenbewegungen mehr fähig sein, sondern auch keinerlei Reflexe mehr zeigen. Dagegen verzichtete die Deutsche Gesellschaft für Chirurgie in ihrer im selben Jahr publizierten Stellungnahme darauf, den Nachweis der „Reglosigkeit" und einer vollkommenen „Areflexie" zur Bedingung für die Feststellung des Hirntodes zu machen.[3]

Verlangten die Harvard-Kriterien also, wie die deutsche Soziologin Gesa Lindemann treffend formulierte, noch „totere Tote", weil bei ihnen keinerlei Aktivität des gesamten zentralen Nervensystems mehr beobachtet werden darf, um sie für tot erklären zu können, so werden die vom Rückenmark gesteuerten Bewegungen und Reflexe in vielen anderen Sets, einschließlich der von der Bundesärztekammer erlassenen „Richtlinien zur Feststellung des Hirntodes", welche die Stellungnahme der Deutschen Gesellschaft für Chirurgie ablösten, heute offensichtlich als mit dem Tod vereinbar betrachtet. Mit anderen Worten: Hält man die Hirntod-Theorie für zutreffend, dann muss man gemäß den in Deutschland geltenden „Richtlinien zur Feststellung des Hirntodes" nicht nur künstlich beatmete warme Körper als Leichen betrachten, sondern auch solche, die sich noch bewegen.

Oder: Während die Harvard-Kriterien die Durchführung einer Elektroenzephalographie (EEG) zwingend vorschreiben, verzichten andere ganz oder teilweise auf diese Untersuchung, obwohl sich mit ihr wichtige Erkenntnisse über die bioelektrische Aktivität des Gehirns gewinnen lassen. So sehen etwa weder die „Minnesota-Kriterien" noch das von ihnen maßgeblich beeinflusste Set, anhand dessen Ärzte heute Koma-Patienten in Großbritannien für „hirntot" erklären, die Durchführung eines EEGs vor, bevor Patienten für „hirntot" erklärt werden. Auch die „Richtlinien zur Feststellung des Hirntods" der Bundesärztekammer erachten ein Null-Linien-EEG – außer bei Kindern unter drei Jahren sowie bei einer sogenannten „primären infratentoriellen Hirnschädigung", bei der die hauptsächtliche Schädigung des Gehirns im Kleinhirn oder im Hirnstamm lokalisiert wurde – nicht als unbedingt erforderlich, um den Hirntod feststellen zu können, empfehlen die Durchführung eines EEGs aber immerhin als zusätzliche Untersuchung.[4]

Gleichwohl sollte man sich hüten, darin sogleich einen Willen zu mangelnder Sorgfalt erblicken zu wollen. Denn auch ein Null-Linien-EEG, das keinerlei bioelektrische Aktivität des Gehirns aufzeigt, bietet aus einer Reihe von Gründen, die wir in Kapitel 8 noch näher erläutern, keine hundertprozentige Gewähr dafür, dass das Gehirn des betroffenen Patienten vollständig erloschen ist.

So konnte etwa Arthur Earl Walker zeigen, dass selbst Patienten, die ein isoelektrisches Elektroenzephalogramm (Null-Linien-EEG) aufwiesen, in einigen Fällen „wieder genasen".[5] Dennoch halten sowohl einige ernstzunehmende Befürworter der Hirntod-Theorie wie Walker als auch Gegner derselben – zu denen etwa der US-amerikanische Neonatologe Paul A. Byrne zählt – die Durchführung eines EEGs für zwingend erforderlich, sofern überhaupt „irgendein Grad an Gewissheit gewährleistet werden soll."[6]

Der wichtigste Grund: Auch bei den klinischen Tests, mit denen der Hirntod üblicherweise „nachgewiesen" wird,

wird nicht direkt geprüft, ob der Patient bereits tot oder noch lebendig ist, sondern lediglich, ob der Patient noch Reflexe zeigt. Die Testergebnisse erlaubten es jedoch dann – so lautet jedenfalls die herrschende Meinung – den Ärzten, „wissenschaftlich hinreichend" begründete „Rückschlüsse" auf die „Endgültigkeit des Hirnfunktionsausfalls" zu ziehen.[7]

Überprüft werden dazu meist fünf Reflexe, die in den Nervenkernen des Hirnstamms verschaltet sind. Im Einzelnen sind das der Pupillenreflex, der Hornhautreflex, der okulo-zephale Reflex, der Husten- und Würgereflex sowie die Schmerzreaktion im Gesicht. Wie diese Tests im Einzelnen genau durchgeführt werden, hat der Münchner Arzt und Befürworter der Hirntod-Theorie Fuat Oduncu in seinem Buch „Hirntod und Organtransplantation" sehr anschaulich beschrieben und soll daher hier nicht wiederholt werden.[8]

Wir wollen statt dessen nur festhalten: Zeigt der Patient – und sei es auch nur halbseitig – bei einem einzigen dieser Tests einen Reflex – dann kann der Hirntod auch nach Ansicht der allermeisten Befürworter der Hirntod-Theorie nicht festgestellt werden. In Deutschland muss das Fehlen aller dieser fünf Hirnstammreflexe zudem von zwei getrennt voneinander arbeitenden Ärzten wiederholt nachgewiesen und dokumentiert werden. Auch sind die Ärzte verpflichtet, jeweils einen Beobachtungszeitraum von zwölf Stunden nach einer primärer Hirnschädigung beziehungsweise von drei Tagen nach einer sekundären Hirnschädigung einzuhalten. Erst wenn auch dann keinerlei Reflexe beobachtet werden können, darf der Patient für hirntot erklärt werden. Auf diese Weise soll zum einen sichergestellt werden, dass das Hirn des Patienten ausreichend Gelegenheit hatte, sich von der jeweiligen Schädigung zu erholen. Zum anderen gilt die wiederholte Reizung als geeignet, um das „Vigilanzniveau anzuheben".[9]

Da die Ärzte zudem gehalten sind, vor Aufnahme der Hirntod-Diagnostik andere denkbare Ursachen für den Ausfall der Hirnfunktionen auszuschließen, worunter Vergiftungen, die dämpfende Wirkung von Medikamenten, neuromuskuläre Blockaden, eine primäre Unterkühlung sowie ein Koma bei endokriner, metabolischer oder entzündlicher Erkrankung gerechnet werden,[10] kann zumindest hierzulande auch keine Rede davon sei, dass Ärzte, die bei einem Patienten den Hirntod „feststellen", lediglich auf die Organe der Betreffenden aus seien. Schwieriger ist das schon in Finnland, wo der vorgeschriebene Beobachtungszeitraum bei einer primären Hirnschädigung lediglich eine Stunde beträgt.[11] Im Vergleich dazu sehen die Harvard-Kriterien übrigens noch einen Beobachtungszeitraum von 24 Stunden vor.[12]

Dass es unredlich wäre, Ärzten, die gemäß den Richtlinien der Bundesärztekammer den Hirntod feststellen, zu unterstellen, sie hätten anstelle des komatösen Patienten nur jene Patienten im Blick, die ein fremdes Organ zum Weiterleben benötigen, bedeutet jedoch wiederum nicht, dass auch die Hirntod-Diagnostik selbst schon über jeden Zweifel erhaben wäre. Im Gegenteil: Denn anders als die den Hirntod diagnostizierenden Ärzte in Deutschland, die zudem keinerlei Bezug zur Transplantationsmedizin haben dürfen, wirft die Hirntod-Diagnostik durchaus Fragen auf.

Dabei dürfte die wichtigste zweifellos lauten: Welcher Grad an Gewissheit kann mit den praktizierten klinischen Test überhaupt erreicht werden, wenn sich, wie etwa auch Oduncu einräumt, „der Nachweis der Irreversibilität des Hirnfunktionsausfalls" gar nicht „unmittelbar durchführen" lässt?[13] So berechtigt diese Frage ist und so sehr sie sich aufdrängt, eines wird man an dieser Stelle jedoch gleich einräumen müssen: Eine wirklich zufriedenstellende Antwort auf diese Frage kann es gar nicht geben. Eine solche wäre erst dann möglich, wenn das Gehirn jedes für hirntot erklärten Menschen im Anschluss an diese Diagnose einer zeitnahen Untersuchung durch einen Pathologen unterzogen würde. Da dies jedoch weder durchführbar und noch viel weniger wünschenswert wäre – nicht zuletzt, da das Feststellen einer Fehldiagnose mittels eines entsprechenden pathologischen Befund für den Patienten völlig bedeutungslos wäre –, kann man sich der Beantwortung dieser Frage auch lediglich annähern.

Dies soll hier in zwei Schritten versucht werden. Dabei sollen hier zunächst die Anhänger der Hirntod-Theorie zu Wort kommen. Anschließend werden wir sehen, ob Gegner der Hirntod-Theorie dem noch Substantielles hinzuzufügen haben. Beginnen wir also mit den Befürwortern der Hirntod-Theorie: Schon Walker ging davon aus, dass die klinischen Tests allein allenfalls eine „Genauigkeit von annähernd 90 Prozent" gewährleisten können.[14] Um die Genauigkeit weiter zu steigern, empfahl er daher, die Durchführung eines EEGs als „obligaten Bestandteil" in die Hirntod-Diagnostik aufzunehmen.[15] In der bislang einzigen großangelegten Studie, die an über 500 komatösen Patienten durchgeführt wurde, wies Walker nach, dass praktisch alle klinischen Tests, mit denen der Hirntod nachgewiesen werden soll, „Schwierigkeiten haben".[16] So könne zum Beispiel das Ausbleiben einiger Reflexe auch von „ein- oder beidseitigen Felsenbeinfrakturen" herrühren.[17] Wie Oduncu zugesteht, wird mit den „zu prüfenden Reflexmustern" auch keineswegs der „gesammte Hirnstamm in seiner Komplexität erfasst".[18]

Damit nicht genug: Sofern keine apparative Diagnostik zum Einsatz kommt, werden auch die Funktionen des Cortex sowie des Klein- und Mittelhirns überhaupt nicht untersucht. So heißt es in den „Richtlinien zur Feststellung des Hirntods" der Bundesärztekammer ausdrücklich:

„Der Hirntod kann in jeder Intensivstation auch ohne ergänzende apparative Diagnostik festgestellt werden."[19]

Ist dies der Fall und werden mit den klinischen Tests jedoch nur Funktionen des Hirnstamms untersucht, dann stellt sich allerdings die Frage, ob nicht der als Hirntod definierte „Zustand des irreversiblen Erloschenseins der Gesamtfunktion des Großhirns, des Kleinhirns und des Hirnstamms bei einer durch kontrollierte Beatmung noch aufrechterhaltenen Herz-Kreislauffunktion" – so lautet ja die Definition der Bundesärztekammer – nicht zumindest in vielen Fällen eher als eine „Prognose" denn als echte „Diagnose" betrachtet werden muss.

Dies gilt um so mehr, als auch der Neurologe Steven Laureys, Leiter einer angesehenen Arbeitsgruppe von Medizinern, die sich an der Universität Lüttich der wissenschaftlichen Untersuchung aller Formen des Komas widmen, einräumt: „Theoretisch" könne eine mehrere Stellen betreffende Verletzung des Stammhirns „alle klinisch nachweisbaren Funktionen der Region auslöschen, während irgendeine klinisch nicht detektierbare Restfunktion des sogenannten aufsteigenden retikulären Aktivierungssystems noch eine marginale, fluktuierende Form des Bewusstseins gewährleistet". „Fehldiagnosen wären dann", so der überzeugte Anhänger der Hirntod-Theorie, „denkbar". Um einen solchen Zustand überhaupt erkennen zu können, wären laut Laureys jedoch „Zusatzuntersuchungen wie funktionelle Bildgebung oder elektrophysiologische Messungen erforderlich."[20]

Fehldiagnosen, die nicht auf menschliches Versagen, sondern auf ein unzureichendes Diagnostik-Besteck zurückzuführen sind, sind jedoch nicht nur „theoretisch denkbar", sie kommen auch tatsächlich vor. Unter der ironisch anmutenden Überschrift „Chronischer Hirntod" dokumentierte der hochangesehene US-amerikanische Neurologe Daniel Alan Shewmon, der an der Universität von Kalifornien in Los Angeles lehrt und sich von einem überzeugten Anhänger der Hirntod-Theorie zu einem ihrer entschiedendsten Gegner wandelte, 1998 in der Fachzeitschrift „Neurology" 175 Fälle von Patienten, die einen zuvor diagnostizierten Hirntod überlebt hatten. Dabei betrug die „Überlebenszeit im Hirntod" in nicht wenigen Fällen Wochen oder gar Monate. In einem außergewöhnlichen Fall lebte ein Patient sogar noch ganze 14 Jahre, nachdem er für hirntot erklärt worden war.[21]

2008 berichteten die beiden Radiologen Lionel Zuckier und Johanna Kolano von der Newark Medical School im US-Bundesstaat New Jersey in einer Studie für die Fachzeitschrift „Seminars in nuclear medicine", dass bei 21 von 188 Patienten, die nach klinischen Test für „hirntot" erklärt worden waren, eine permanente Durchblutung des Gehirns nachgewiesen werden konnte. Für ihre Studie hatten die Mediziner sämtliche Hirntod-Diagnosen überprüft, die an ihrer Universitätsklinik in den vorausgegangenen vier Jahren gestellt worden waren. Das vernichtende Ergebnis: elf Prozent der Diagnosen waren offenkundig falsch.[22]

Denn laut Patt und anderen Anhängern der Hirntod-Theorie zählt zu den „notwendigen Bedingungen", die den Hirntod nach sich ziehen „eine unkontrollierbare und fortschreitende Hirnschwellung mit nachfolgendem Hirndruckanstieg über den Wert des systolischen Blutdrucks hinaus".[23] Eine solche Gehirnschwellung bewirke eine „vollständige Blockade der Gehirndurchblutung, welche zum Absterben des Gehirns führt".[24]

Dieser Expertise soll hier keineswegs widersprochen werden. Behauptet werden kann jedoch: Offensichtlich ist das diagnostische Besteck keineswegs ohne weiteres geeignet, das Vorliegen der notwendigen Bedingungen, unter denen sich der Tod des Gehirns manifestiert, zweifelsfrei und fehlerlos nachzuweisen.

Gegner der Hirntod-Theorie wie Byrne machen darüber hinaus geltend, dass „der Verlust der Hirnfunktion“ zumindest „nicht a priori“ mit „der Zerstörung des Gehirns“ gleichgesetzt werden dürfe, sondern „lediglich das Fehlen von physiologischer Aktivität zum Zeitpunkt der Untersuchung“ bedeute.[25] Diese kann, muss jedoch offenkundig nicht mit einer Nekrose des Gehirns einhergehen.

Dass der Hirntod mit den derzeit üblichen Methoden nicht zweifelsfrei nachgewiesen werden kann, darf mit Recht als überaus beunruhigend betrachtet werden. Dies gilt um so mehr, als davon ausgegangen werden kann, dass die Zahl entdeckter Fehlprognosen weitaus höher wäre, wenn die „Diagnose“ Hirntod nicht in vielen Fällen die Explantation lebenswichtiger Organe nach sich ziehen würde. Es bedeutet freilich nicht, dass damit auch schon die Theorie, wonach der Hirntod der Tod des komatösen, künstlich beatmeten Menschen sei, schon widerlegt wäre.

Friedrich Nietzsche (1844–1900), der Apologet des Übermenschen, der sicherlich überhaupt keine Probleme damit gehabt hätte, künstlich beatmete Koma-Patienten für tot zu erklären, schrieb rund ein Jahr vor seinem Zusammenbruch: „Nicht der Sieg der Wissenschaft ist das, was unser 19. Jahrhundert auszeichnet, sondern der Sieg der Methode über die Wissenschaft“.[26] Was für Nietzsches Jahrhundert galt, gilt auch – vermutlich sogar noch weit mehr – für das unsrige. Traurig, aber wohl wahr, wie auch das folgende Kapitel zeigen wird.

Kapitel 5

Sich zum Ziel zu setzen, in allen Krankheitsfällen dieses Doppelte: zu helfen oder nicht zu schaden."

Hippokrates
Epidemien 1,11.

Eine sich selbst erfüllende Prophezeihung?

Was Verteidiger und Kritiker der Hirntod-Theorie vom sogenannten Apnoe-Test halten.

So unterschiedlich die vielen Sets sind, mit denen Ärzte heute meinen, den Hirntod jeweils sicher feststellen zu können, eines ist allen gemein. Denn kein einziges dieser Sets verzichtet auf den sogenannten Apnoe-Test. In der Fachliteratur wird er nicht selten als „kardinal", „wesentlich" oder auch „zentral" klassifiziert.[1] Die „Richtlinien zur Feststellung des Hirntods", die vom Wissenschaftlichen Beirat der Bundesärztekammer erarbeitet wurden, bezeichnen den Apnoe-Test sogar als „obligatorisch".[2] Dabei gilt gerade dieser Test unter Ärzten als hochumstritten. Gegner der Hirntod-Theorie wie der Neurologe Cicero Galli Coimbra von der Universität São Paulo halten den Apnoe-Test sogar für ein Verfahren, das mit dem ärztlichen Ethos unvereinbar sei, und fordern dessen Ächtung.

Unter Apnoe (griech.: *pnoé* = Atmung) wird ganz allgemein ein mehr oder minder langes Aussetzen der Atmung verstanden. So wird zum Beispiel das keineswegs ungefährliche, unbewusste Aussetzen der Atmung während des Schlafes, unter der Menschen aufgrund ganz verschiedener Ursachen leiden können, als „Schlaf-Apnoe" bezeichnet, während das bewusst gesteuerte Aussetzen der Atmung beim Tauchen in Abgrenzung zum Tauchen mit einem Sauerstoffgerät auch „Apnoe-Tauchen" genannt wird. Mit dem Apnoe-Test soll also bei künstlich beatmeten Patienten der unwiederbringliche Ausfall der Spontanatmung nachgewiesen werden.

Dabei wird der an einen Respirator angeschlossene Patient zunächst über eine Dauer von 10 bis 20 Minuten mit 100prozentigen Sauerstoff beatmet. Anschließend wird der Gasaustausch so stark reduziert, dass der Gehalt des nicht abgegebenen Kohlendioxids im Blut ansteigt. Erreicht dieser einen Wert von 60 mmHG oder mehr (normal sind Werte um 40 mmHG; 1 mmHG = 0,00133 bar), schaltet der Arzt den Respirator ab und beobachtet, ob der Patient spontan zu atmen beginnt. Kann der Arzt keine Spontanatmung beobachten, gilt der Verlust der Fähigkeit zur Eigenatmung als nachgewiesen.

Um jedoch wirklich verstehen zu können, warum Befürworter der Hirntod-Theorie meinen, mit dem Apnoe-Test den Hirntod nachweisen zu können, und warum Kritiker ausgerechnet an diesem Test so gewaltigen Anstoß nehmen, dass sie ihn sogar für unärztlich halten, müssen wir uns zunächst ein wenig genauer ansehen, wie die Atmung des Menschen normalerweise funktioniert und welche Folgen auftreten, wenn sie ausfällt oder gestört wird.

Dass der Mensch Sauerstoff braucht, um Leben zu können, dürfte dabei so ziemlich jedem klar sein. Aber schon wozu der Mensch den Sauerstoff eigentlich benötigt, dürften schon weit weniger Menschen wissen. Dabei ist die Antwort – biologisch gesehen – im Grunde relativ einfach. Menschen benötigen Sauerstoff, um die in der Nahrung enthaltenen Nährstoffe verbrennen und in Energie umformen zu können. Das schon deutlich komplizierte Verfahren, in dessen Rahmen der Sauerstoff über die Atemwege in das Blut gelangt, um so im ganzen Körper verteilt zu werden und jede einzelne Zelle erreichen zu können, braucht uns hier allerdings nicht zu interessieren.

Wichtig für unseren Zusammenhang ist nur: Weil der menschliche Organismus den Sauerstoff, den er mit der Luft einatmet, die nur zu 21 Prozent aus Sauerstoff besteht, nirgendwo lange speichern kann, muss er ständig atmen. Ein Erwachsener atmet daher rund 12 bis 15 Mal, ein Kleinkind rund 25 Mal und ein Neugeborenes gar 40 bis 60 Mal in der Minute. Gesteuert wird die Atmung normalerweise unbewusst vom Gehirn. Dabei befindet sich das Atemzentrum in der sogenannten „Medulla oblongata", dem verlängerten Mark, das zwar zum Hirnstamm gerechnet, zugleich aber – nämlich nach unten hin, zum Rückenmark – nicht klar abgegrenzt wird.

Bei der Verbrennung des Sauerstoffs in den Zellen entsteht Kohlendioxid (CO_2), das wieder aus dem Organismus hinausbefördert werden muss. Und zwar auf dem umgekehrten Weg, in dem der Sauerstoff hineingelangt ist: über das Blut, in die Atemwege, und über diese nach draußen. Der Grund: Steigt die Kohlendioxid-Konzentration im Blut zu stark an, wirkt das CO_2 im Körper – und dort vor allem auf das Herz – wie ein Gift. Die Folge: Der Blutdruck fällt, wodurch die Versorgung des Gehirns mit Sauerstoff erschwert wird oder gar zum völligen Stillstand kommen kann. Damit aber genau dies nicht geschieht, sorgt das Gehirn bei einer übermäßigen CO_2-Konzentration im Blut normalerweise dafür, dass die Atemfrequenz gesteigert wird. Auf diese Weise wird sichergestellt, dass der Organismus mehr CO_2 abatmen kann als üblich, und die Blutgase – Sauerstoff und Kohlendioxid – in dem relativ eng begrenzten Normalbereich gehalten werden können.

Dieser Vorgang, der auch als „chemische Regulation" der Atmung bezeichnet wird, funktioniert jedoch nur bis zu einem gewissen Grad. Steigt nämlich die Konzentration des CO_2 im Blut auf einen Wert von 100 mmHG, dann kommt es auch bei völlig gesunden Menschen zu einer sogenannten CO_2-Narkose, die letztlich zu einem Atemstillstand führt und den Tod nach sich zieht.

Und genau auf diesem Prinzip der „chemischen Regulation" der Atmung beruht der Apnoe-Test. In seinem Verlauf wird der künstlich beatmete Patient, bei dem der Respirator den Austausch der Blutgase besorgt, daran gehindert, CO_2 in üblichem Umfang abzugeben, in der Hoffnung, dass die unnatürlich ansteigende CO_2-Konzentration im Blut zu einer derart heftigen Reizung des Atemzentrums führt, dass die möglicherweise nur gelähmte Eigenatmung wieder anspringt und der Patient spontan zu atmen beginnt. Geschieht dies, dann wird der Patient – völlig zu Recht – als noch lebendig betrachtet. Geschieht jedoch nichts derartiges, dann wird statt einer fortdauernden schweren Atemlähmung ein irreversibler Ausfall der Spontanatmung angenommen und der Patient für hirntot erklärt.

Die Einwände, welche Gegner der Hirntod-Therorie gegen den Apnoe-Test vorbringen, setzen im wesentlichen an drei Punkten an. Da bestreiten einige zunächst, dass der unwiederbringliche Ausfall der Fähigkeit zur Spontanatmung durch dieses Verfahren überhaupt zweifelsfrei nachgewiesen werden kann. Sie argumentieren, dass aus der beobachtbaren Tatsache, dass bei einem gesunden Menschen eine übermäßige CO_2-Konzentration im Blut das intakte Atemzentrum so stark reizt, dass die Atemfrequenz unwillkürlich ansteigt, nicht folge, dass dies auch bei einem schwerverletzten Patienten der Fall sein müsse. So käme es vor, dass schwer hirnverletzte Patienten selbst dann wieder gesund werden und ein normales Leben führen könnten, wenn sie zuvor in einem tiefen Koma gelegen hätten (vgl. dazu auch Kapitel 8). Bei diesen Patienten „ruhe" das Nervengewebe nur und sei gar nicht unwiederbringlich geschädigt. Dieses Phänomen sei, als die ersten Kriterien zur Feststellung des Hirntodes aufgestellt wurden, noch nicht bekannt gewesen.[3] Es sei daher möglich, dass das Atemzentrum in Folge einer schweren Schädigung auch nur derart stark gelähmt sei, dass es gar nicht in der Lage ist, auf den Reiz zu reagieren, selbst dann nicht, wenn dieser eine für den Organismus tödliche Gefahr anzeigt.

Erschwerend kommt hinzu, dass der Apnoe-Test auch von seinen Befürwortern zumindest hinsichtlich einiger Schädigungen und Verletzungen gar nicht als aussagekräftig betrachtet wird. So heißt es etwa in den „Richtlinien zur Feststellung des Hirntods" der Bundesärztekammer: „Für Patienten, deren Eigenatmung aufgrund kardio-pulmonaler Vorerkrankungen an einen CO_2-Partialdruck von mehr als 45 mmHg adaptiert ist, gibt es keine allgemein anerkannten Werte des p_a CO_2 für den Apnoe-Test."[4] Anders formuliert: Wie hoch die CO_2-Konzentration im Blut solcher Patienten sein darf, um bei ausbleibender Eigenatmung auch bei ihnen von einem irreversiblen Ausfall der Spontanatmung ausgehen zu können, ist selbst unter Befürwortern des Apnoe-Tests umstritten. Ähnliches gilt auch bei Verletzungen des Thorax, ähnlicher Traumata sowie bei Anenzephalen – alles Fälle, in denen der Apnoe-Test, glaubt man der Bundesärztekammer, gar nicht erst durchgeführt werden sollte.

Trifft dies zu, stellt sich – zumindest für den aufmerksamen Leser der Richtlinien der Bundesärztekammer – jedoch die Frage, inwieweit der Apnoe-Test dann noch als „obligatorisch" bezeichnet werden kann. Als „unerlässlich" können – so sollte man zumindest meinen dürfen – nur solche Nachweisverfahren bezeichnet werden, die auch tatsächlich und unter allen Umständen durchgeführt werden können.

Weitaus wichtiger als das ist jedoch ein ganz anderer Einwand, der von Kritikern der Hirntod-Theorie gegen den Apnoe-Test ins Feld geführt wird. In seiner schwachen Variante bemängelt er, dass es zumindest unklar sei, ob und inwieweit ein Organismus, dessen Fähigkeit zur Spontanatmung auf jeden Fall in Mitleidenschaft gezogen wurde, durch eine überhöhte CO_2-Konzentration im Blut zusätzlich geschädigt wird. Laut dem US-amerikanischen Neonatologen Paul A. Byrne kann der Anstieg der CO_2-Konzentration im Blut eine bestehende Gehirnschwellung „vergrößern" und eine Hirnschädigung „verstärken".[5]

Manche Kritiker gehen dabei so weit zu behaupten, dass der Apnoe-Test eine selbsterfüllende Prophezeiung sei, durch den „noch vor der Diagnose" ein „unwiderruflicher Gehirnschaden evoziert" werde.[6]

Auch wenn diese Behauptung ähnlich rabiat anmutet wie die Schlussfolgerung der Hirntod-Befürworter, dass ein Organismus, der auf eine lebensgefährliche Reizung nicht mehr reagiert, bereits tot sein müsse, so wird sie doch selbst von den Befürwortern des Apnoe-Tests nicht gleich völlig ins Reich der Legende verbannt. Im Gegenteil: dass der Apnoe-Test für den des Hirntods verdächtigten Patienten keineswegs als ungefährlich betrachtet werden kann, wird sogar mehr oder weniger freimütig eingeräumt. So schreibt etwa der Münchner Arzt und Hirntod-Befürworter Fuat Oduncu: „Allerdings sollte der Apnoe-Test erst am Ende der übrigen klinischen Untersuchungen erfolgen, wenn die Befunde die Annahme des Hirntods sehr wahrscheinlich machen, um keine unnötige Gefährdung des Patienten zu riskieren."[7]

Das sieht auch die Bundesärztekammer offenbar so. Denn sie hält in ihren Richtlinien ausdrücklich fest: „Wegen der physiologischen Wirkungen der Hyperkapnie" könne der Apnoe-Test „erst als letzte klinische Untersuchung des Hirnfunktionsausfalls durchgeführt werden."[8] „Hyperkapnie" ist ein anderes Wort für den erhöhten Partialdruck des Kohlendioxids im arteriellen Blut, die zu Bewusstseinstörungen und einer Lähmung des Atemantriebs bis zur bereits erwähnten CO_2-Narkose führen kann.

Dass bei gesunden Menschen erst ein Wert von 100 mmHG tödlich wirkt, bedeutet wiederum nicht, dass eine über das Normalmaß hinausgehende CO_2-Konzentration bei schwerstgeschädigten Patienten nicht eine verheerende Wirkung entfalten kann. Und genau darum geht es jenen Ärzten, die wie der Neurologe Cicero Galli Coimbra den Apnoe-Test geächtet sehen möchten. Sie argumentieren, dass der Apnoe-Test das wichtigste ärztliche Prinzip seit den Anfängen der Medizin verletze, das darin bestehe, dem Patienten „zumindest nicht zu schaden".

Schon in den ersten Epidemiebüchern des „Corpus Hippocraticum", einer Schriftensammlung für Ärzte, die Texte aus dem 5. bis 2. Jahrhundert v. Chr. enthält, heißt es: „Die Regeln zur Lebensweise werde ich zum Nutzen der Kranken einsetzen, nach Kräften und gemäß meinem Urteilsvermögen; vor Schaden und Unrecht werde ich sie bewahren."[9] Und der griechische Arzt Hippokrates von Kós (460–377 v. Chr.), der seine Schüler unter Anrufung der Heilgötter Apollon, Asklepios, Hygeia und Panakeia schwören ließ, die erlernte Kunst ausschließlich zum Nutzen und niemals zum Schaden ihrer Patienten einzusetzen,[10] formulierte die aus seiner Sicht wichtigste ärztliche Maxime so: „Sich zum Ziel zu setzen in allen Krankheitsfällen dieses Doppelte: zu helfen oder nicht zu schaden."[11] Der Arzt Scribonius Largus, Hofarzt des römischen Kaisers Tiberius Claudius (10 v. Chr – 54 n. Chr.), der im Prolog zu seinen „Compositiones" das älteste Zeugnis des Hippokratischen Eides lieferte, formulierte es so: „Primum nil nocere" – „Zuallererst nicht schaden".[12]

Im Ergebnis hat sich daran bis heute nichts geändert. So heißt es etwa in der Deklaration des Weltärztebundes, die 1948 in Genf verabschiedet und mittlerweile fünf Mal (1968, 1983, 1994, 2005 und 2006) aktualisiert wurde und die auch als „Genfer Gelöbnis" bekannt ist: „Die Gesundheit des Patienten soll oberstes Gebot meines Handelns sein".[13] Und auch die „Europäische Berufsordnung" für Ärzte schreibt bereits in Punkt 2 vor: „Der Arzt hat bei der Ausübung seines Berufes die Gesundheit des Patienten in den Vordergrund zu stellen. Der Arzt darf seine beruflichen Kenntnisse nur zur Verbesserung oder Erhaltung der Gesundheit der Menschen, die sich ihm anvertrauen, und nur auf deren Ersuchen einsetzen. Er darf in keinem Fall zu ihrem Schaden tätig werden."[14]

Weil das so ist, käme auch kein Arzt auf die Idee, Patienten, die etwa einen Herzinfarkt erlitten haben, einem Stress-Test zu unterziehen, um zu ermitteln, wie umfänglich das Organ geschädigt wurde. Im Gegenteil: Hier unternehmen Ärzte alles, was in ihrer Macht steht, um den Patienten von jeder weiteren Belastung eines bereits geschädigten Organs zu bewahren. Ausgerechnet beim Gehirn aber, das als das Verletzlichste aller Organen gilt, wird mit dem Apnoe-Test eine jahrhundertealte Maxime, die zu den wichtigsten Grundsätzen ärztlichen Handelns zählt, bedenkenlos über den Haufen geworfen.

Mag man noch darüber streiten, ob mit dem Apnoe-Test der irreversible Ausfall der Spontanatmung auch tatsächlich nachgewiesen werden kann oder nicht, mag man noch darüber streiten, ob erfahrene Ärzte den Anstieg der CO_2-Konzentration im arteriellen Blut jeweils so steuern können, dass eine Lebensgefährdung des Patienten, unter Beachtung der individuellen Krankheitsgeschichte jeweils mit an Sicherheit grenzender Wahrscheinlichkeit ausgeschlossen werden kann oder nicht, über eines wird man nicht streiten können: Der Apnoe-Test liegt überhaupt nicht im Interesse des Patienten. Denn ist der Patient bereits gestorben, hat er überhaupt keine Interessen mehr. Ist er es aber nicht, dann liegt es zweifelsfrei nicht in seinem Interesse, einem derart gefährlichen Test ausgesetzt zu werden, dessen einziger Zweck darin besteht, festzustellen, ob er noch lebt.

Der Apnoe-Test liegt einzig und allein im Interesse der behandelnden Ärzte und der Krankenhausleitung. Die behandelnden Ärzte wollen – was zunächst nicht nur völlig nachvollziehbar, sondern auch keineswegs zu beanstanden ist – wissen, ob der Patient noch ihrer Sorge bedarf. Die Krankenhausleitung will wissen, ob sie Ressourcen weiter vorhalten muss und – sofern es sich bei dem Patienten um einen Organspender handelt – auch, ob an dieser Front eine Explantation geplant werden muss. Nur dürfen solche Interessen niemals über die Interessen des Patienten gestellt werden.

Genau dies ist aber bei der Durchführung des Apnoe-Tests der Fall. Abgesehen davon, dass der Versuch, das Atemzentrum durch eine beginnende Vergiftung zu einer Reaktion zu reizen, selbst bei einer äußerst freundlichen Betrachtung als „Rosskur" bezeichnet werden muss, die einem Schwerstverletzten verordnet wird, so wird nicht einmal in der Literatur davon ausgegangen, dass die erhoffte Wirkung, nämlich das Anspringen der Spontanatmung im Falle des Erfolges, anhält. Streng genommen kann der Arzt, der den Apnoe-Test durchführt, daher mit einem Automechaniker verglichen werden, der, weil er sich nicht anders zu helfen weiß, am Ende mit dem Hammer dem Motorblock zu Leibe rückt. Springt der Motor – aus welchem Grund auch immer – an, wird das Auto weiter gefahren, regt sich nichts, wird es verschrottet.

Kapitel 6

Es ist noch vorzuziehen, sie treten mit gelenken Gliedern hinter die Kulissen und können im Abgehen noch hübsch gestikulieren und die Zuschauer klatschen hören."

Georg Büchner
„Dantons Tod"

Die innerliche Enthauptung

Weshalb die These der inneren Dekapitation einen gewaltigen Eindruck macht und Hirntod-Befürworter dennoch darauf verzichten sollten.

Eine der vielen Legenden, die sich um den Piraten Klaus Störtebeker ranken, der Ende des 14. Jahrhundert die Gewässer der Nord- und Ostsee unsicher machte, will es, dass der Bürgermeister der Hansestadt Hamburg dem Freibeuter kurz vor dessen Hinrichtung zusicherte, alle diejenigen Mitglieder seiner Besatzung am Leben zu lassen, an denen er nach erfolgreicher Dekapitation noch vorbeizuschreiten vermöge. Nachdem der Henker ihm mit einer Axt den Kopf vom Rumpf getrennt hatte, soll Störtebeker der Legende zufolge noch an elf seiner Kameraden vorbeigetorkelt sein. Nur der Richtblock, den ihm der Henker zwischen die Beine warf, habe verhindern können, dass es noch mehr wurden.

Während diese und andere Legenden, die sich um den sagenumwobenen Freibeuter ranken, kaum mehr als die Bewunderung zum Ausdruck bringen sollen, die ihre Schöpfer für Störtebeker empfanden, hat die Frage, wie schnell der Tod nach einer Enthauptung eintritt, die Medizin schon früh ernsthaft beschäftigt. Unter der Schreckensherrschaft des Jakobiners Maximilien de Robespierre (1759–1794) fanden sich unter den Schaulustigen, die den massenhaften Hinrichtungen beiwohnten, denn auch regelmäßig Ärzte. Diese beobachten die neuartigen Exekutionen, bei denen die nicht immer mit der gewünschten Präzision arbeitenden Henker durch die deutlich präziser arbeitende Guillotine ersetzt worden waren, mit professionellem Blick.

Entgegen anderslautender Berichte, bei denen Ärzte Bewegungen der Augen und des Mundes bei den vom Leib getrennten Häuptern beobachten haben wollen, geht die Medizin heute davon aus, dass die Durchtrennung der Nervenfasern im Rückenmark binnen einiger Millisekunden zu einem massiven zerebralen Schock führt, der eine „sofortige Bewusstlosigkeit" und eine „tiefgreifende, irreversible Störung sämtlicher zerebralen Funktionen" nach sich zieht.[1] Da die „enorme unkontrollierte Erregung" in den Axonen, aus denen die Nervenfasern bestehen, „aus zellphysiologischen und energetischen Gründen" nach deren Durchtrennung nur wenige Sekunden lang aufrechterhalten werden könne, setze der Tod der Nervenzellen bereits „innerhalb weniger Sekunden nach ihrer Durchtrennung" ein und verbreite sich wie „ein Lauffeuer" bis hinein in das Gehirn. Binnen fünf Sekunden gingen auch dort – unabhängig vom verfügbaren Sauerstoff – die Zellkörper der Nervenzellen, von denen die Axone ausgehen, zugrunde.[2]

Glaubt man dieser Expertise, dann zerstört der zerebrale Schock, der durch die gewaltsame Durchtrennung der Nervenfasern im Rückenmark ausgelöst wird, sowohl die Einheit des Organismus insgesamt als auch das Gehirn als Organ. Die hier nur in groben Zügen wiedergegebene physiologische Beschreibung dessen, was bei einer Enthauptung dem Gehirn widerfährt, ist für unseren Zusammenhang deshalb so bedeutsam, weil nicht wenige Anhänger der Hirntod-Theorie, darunter auch der angesehene Münchner Neurologe Heinz Angstwurm, die Ansicht vertreten, dass der Hirntod auch als „innerliche Enthauptung"[3] betrachtet werden könne. Bei der Anhörung des

Gesundheitsausschusses des Deutschen Bundestages im Vorfeld der Debatte über das Transplantationsgesetz gab der als Sachverständige geladene Angstwurm zu Protokoll: „Der Tod seines Gehirns bedeutet für das höherentwickelte Lebewesen und damit auch für den Menschen eine innere Enthauptung. Sie unterscheidet sich von der äußerlich sichtbaren blutigen Enthauptung dadurch, dass der Kopf nicht sichtbar vom Rumpf getrennt wird, und dadurch, dass Rumpf und Kopfweichteile intensivmedizinisch weiter behandelt werden."[4]

Der US-amerikanische Medizinrechtler Alexander Capron bezeichnet die Analogie der „innerliche Dekapitation" gar als „den vielleicht einfachsten Weg, den Hirntod zu denken".[5] Und in der Tat: Ließe sich zeigen, dass der Hirntote tatsächlich ein innerlich Enthaupteter wäre, dann wäre damit nicht nur viel, sondern vermutlich sogar Entscheidendes gewonnen. Denn auch die Kritiker der Hirntod-Theorie bestreiten nicht, dass nach einer vollständigen Trennung des Kopfes vom Rumpf der Tod eintritt. Die Frage, die es zu beantworten gilt, lautet daher: Besteht die von Befürwortern der Hirntod-Theorie ins Feld geführte Analogie „Hirntod = innerliche Enthauptung" zu Recht oder wird hier womöglich wesenhaft Verschiedenes in unzulässiger Weise gleichgesetzt?

Wer diese Frage aufrichtig zu beantworten sucht, dem fällt zunächst auf, dass Befürworter der Hirntod-Theorie den Begriff der „inneren" oder auch „innerlichen Enthauptung" zwar häufig verwenden, mit Begründungen, die erklären könnten, weshalb der „Hirntod" einer tatsächlichen Dekapitation vergleichbar sei, jedoch überaus sparsam umgehen. Dies ist allerdings insofern verständlich, als das Bild der „inneren Enthauptung" meist dann gebraucht wird, wenn es gilt, die Gleichsetzung des Hirntods mit dem Tod des Menschen gegen Einwände zu verteidigen. So ist von der „inneren Enthauptung" vor allem dann die Rede, wenn die von Kritikern der Hirntod-Theorie erhobene These, die sogenannten „Lazarus-Zeichen", die bei für hirntot erklärten Patienten beobachtet werden können, sprächen gegen eine solche Gleichsetzung, zunichte gemacht werden sollen.

Wie bereits erwähnt, verlangen die meisten der heute geltenden Sets – anders als noch die Harvard-Kriterien – ja keineswegs, dass ein schwer komatöser Patient auch regungslos sein müsse, um ihn für „hirntot" erklären und als Leiche betrachten zu können. In ihrem Buch „Herzloser Tod. Das Dilemma der Organspende" kritisieren die Wissenschaftsjournalistin Ulrike Baureithel und die Kulturwissenschaftlerin Anna Bergmann, dass „mittlerweile in Europa und in den USA 17 mögliche Reflexe beim Mann und 14 bei der Frau als mit der Todesdefinition vereinbar" betrachtet würden. Dazu gehörten „Reflexe der unteren Extremitäten, der Fußsohle, der Achillesferse, Nacken-, Finger-, und Rumpf-Beugereflexe sowie Bauch-, Vaginal-, Unterleib- oder Analreflexe, wovon elf durch Stiche ausgelöst werden" könnten.[6]

Selbst – überwiegend unkoordiniert wirkende – Bewegungen der Extremitäten gelten als mit dem Hirntod vereinbar. Dabei handelt es sich um Bewegungen der Arme und Beine, die vom Rückenmark vermittelt werden. Der US-amerikanische Neurologe Alan Ropper bezeichnete solche Bewegungen erstmals 1984 als „Lazarus-Zeichen".[7] Laut den deutschen Transplantationsmedizinern Hans Schlake und Klaus Roosen können solche Lazarus-Zeichen bei rund 75 Prozent der für hirntot erklärten Menschen beobachtet werden.[8]

Wie ein Team von Medizinern um den Direktor der Klinik für Anästhesiologie des Universitätsklinikums Regensburg Kai Taeger in einem Beitrag für das „Deutsche Ärzteblatt" schreiben, handele es sich dabei „um eine Enthemmung spinaler Reflexschablonen durch den Wegfall der inhibierenden Einflüsse des Gehirns auf das Rükkenmark."[9] Dabei könnten sowohl „spontan" als auch „bei Berührungen" des Hirntoten „ungerichtete Bewegungen der Extremitäten oder des Rumpfes auftreten oder sogar in Einzelfällen gerichtete Bewegungen ‚imitiert' werden." Derartige Bewegungen sprächen, so die Autoren weiter, jedoch „nicht gegen den Hirntod", sondern müssten vielmehr als „typische Manifestationen" desselben betrachtet werden.[10]

Ähnlich sieht das Oduncu, wenn er festhält: „Diese Vorgänge werden von hirntoten Leichen weder in irgendeiner Form wahrgenommen noch bewusst ausgeführt. Es handelt sich um rein subzerebrale, also spinale Phänomene und damit um reine Reflexautomatismen, die allein vom Rückenmark ausgehen und ohne zerebrale Regulation stattfinden. Mit anderen Worten: Gerade das Vorliegen solcher Phänomene belegt die Aufhebung einer zentralen Integration durch das Gehirn. Spinale Reflexautomatismen kommen dadurch zustande, dass der Ausfall des Gehirns mit dem Ausfall des aktivierenden und hemmenden Einflusses der Gehirnzellen auf das Rückenmark einhergeht. Es resultiert im Ergebnis eine Enthemmung der Rückenmarksneurone, wodurch es zu den beobachteten Reflexbewegungen kommen kann."[11]

Kritiker der Hirntod-Theorie bewerten die sogenannten Lazarus-Zeichen dagegen ganz anders. Für den Neurochirurgen Andreas Zieger etwa, der die Station für Schwerst-Schädel-Hirngeschädigte am Evangelischen Krankenhaus in Oldenburg leitet und an der Universität Oldenburg „Klinische Neurorehabilitation und Neuroethik" lehrt, sind die „hirntoten Leichen" (Oduncu) „Menschen, mit einem intakten Rückenmark, die wahrnehmen und erleben". Sie „antworteten motorisch und leben in einer Beziehung zu ihrer Umwelt." Es gebe, so der Professor weiter, „überhaupt kein Lebewesen, das nicht in Beziehung zur Umwelt existiert."[12]

Für die Angehörigen der für „hirntot“ erklärten Patienten und das medizinische Personal stellen solche Lazarus-Zeichen oftmals eine schwere Belastung dar. Nicht nur, weil von ihnen verlangt wird, nicht nur einen warmen, sondern auch sich bewegenden Körper als „tot“ zu betrachten, was der Intuition der allermeisten Menschen zuwiderläuft. Sondern auch, weil sich die Lazarus-Zeichen ohne „Narkose oder die Gabe von muskelerschlaffenden Medikamenten“ auch mitten auf dem Operationstisch während einer Organentnahme ereignen können.[13] So zitieren etwa Baureithel und Bergmann die Anästhesieschwester Margot Worm mit den Worten: „Wenn man daneben steht, und ein Arm kommt von einem Toten hoch und fasst einen so an den Körper oder um den Körper, das ist furchterregend.“[14]

Dass etwas unserer Intuition widerspricht, bedeutet freilich nicht, dass es auch schon unzutreffend wäre. So entsprach es zum Beispiel auch lange der „normalen“ Intention des Menschen, sich die Erde als eine Scheibe vorzustellen. Heute wissen wir sicher, dass dem nicht so ist. Es ist also ohne weiteres denkbar, dass uns unsere Intuition beim Anblick sich noch bewegender Hirntoter genauso im Stich lässt wie unsere Vorfahren, als sie sich ein zutreffendes Bild von der Erde zu machen versuchten.

Natürlich müssen solche Intuitionen ernst genommen werden, ganz besonders dann, wenn sie von den Betreffenden als belastend empfunden werden. Sie sind jedoch kein Argument gegen die Hirntod-Theorie. In diesem Zusammenhang muss auch die von manchen Gegnern der Hirntod-Theorie erhobene Behauptung, hirntot diagnostizierte Organspender würden narkotisiert, „damit“ sie von der Organentnahme nichts mitbekämen und keine Schmerzen empfänden, ins Reich der Legende verwiesen werden.

Nach Ansicht der Befürworter der Hirntod-Theorie handelt es sich – unabhängig davon, ob dies nun zutrifft oder nicht – beim Hirntoten ja um eine Leiche. Leichen aber sind tot und können daher auch keine Schmerzen mehr empfinden. Hirntote Organspender werden daher narkotisiert und mit Medikamenten versorgt, um Muskelspannungen zu verhindern. Die Verhinderung von Muskelkontraktionen, die nach Ansicht der Theorie-Befürworter mit dem Tod in Einklang gebracht werden können, sollen eine Irritation des medizinischen Personals ausschließen und die Gefahr einer Verletzung der Organe bei der Explantation so gering wie möglich halten. Wer etwas anderes behauptet, muss daher auch behaupten, dass die Transplantationschirurgen wüssten, dass sie es anstatt mit Toten mit Lebenden zu tun hätten und diese – dessen ungeachtet – bei lebendigem Leib zerschnitten.

Das Problem: So wenig wie Zieger und andere beweisen können, dass die auch „Spinal-Wesen" genannten Hirntoten, bei denen Lazarus-Zeichen beobachtet werden können, „Menschen" sind, die „wahrnehmen und erleben" können, so wenig können Befürworter der Hirntod-Theorie wie Oduncu beweisen, dass es sich bei ihnen um „Leichen" handelt, die nichts mehr wahrnehmen und erleben können.

Im letzten liegt das daran, dass Bewusstsein etwas ist, das sich nicht auf physikalische Eigenschaften reduzieren lässt. Wir werden darauf im weiteren Verlauf des Buches noch einmal genauer zu sprechen kommen. Für den Moment muss die Feststellung ausreichen, dass sowohl Zieger als auch Oduncu keine bloße Fakten referieren, sondern jeweils entgegensetzte Interpretationen dieser Fakten präsentieren.

Doch selbst wenn sich mit Sicherheit sagen ließe, dass ein Hirntoter definitiv und unwiderruflich das Bewusstsein verloren hat, kann daraus nicht auf seinen Tod geschlossen werden. Denn aus der Beobachtung, dass Menschen endgültig das Bewusstsein zu verlieren scheinen, wenn sie sterben, folgt keineswegs im Umkehrschluss, dass sie sterben, wenn sie vermeintlich endgültig das Bewusstsein verlieren.

Daher ist auch das Bild von der „inneren Enthauptung" zumindest problematisch. Zwar konnten 1946 Forscher bei Dekapitierungs-Experimenten mit Katzen, bei denen sie zunächst den Hirnstamm vom oberen Halsende trennten und ihren kopflosen Rumpf anschließend aufschnitten, Phänomene beobachten, die den Lazarus-Zeichen hirntoter Menschen ähneln,[15] doch folgt daraus weder, dass Hirntote nichts erleben können, noch dass Hirntote innerlich enthauptet würden.

Wer sich von der suggestiven Kraft, welche die Vorstellung eines Enthaupteten entfalten kann und wohl auch soll, nicht beeindrucken lässt, der sieht sofort, dass zwischen einer tatsächlichen Dekapitation und der behaupteten inneren Enthauptung des Hirntoten signifikante Unterschiede bestehen. Denn während der Körper des tatsächlich Enthaupteten physisch nicht nur vom Gehirn, sondern auch von dem dieses umgebenden Kopf getrennt wurde, sitzt der Kopf des „innerlich Enthaupteten" noch fest auf beiden Schultern. Eine Zerstörung der Integrität des menschlichen Körpers, deren Aufrechterhaltung als biologische Voraussetzung für die Fortexistenz eines Organismus betrachtet wird, hat hier gerade nicht stattgefunden. Weder müssen bei dem „innerlich Enthaupteten" die Nervenfasern im Nacken durchtrennt sein, noch muss es zu einem derart massiven zerebralen Schock gekommen sein, der bei einem tatsächlich Enthaupteten – glaubt man der Expertise der Medizin – den Tod noch vor dem immensen Blutverlust verursacht. Zwar können auch für „hirntot" erklärte Personen – etwa bei einem Verkehrsunfall – einen massiven zerebralen Schock erleiden, doch beschränkt sich die Rede von innerlich Enthaupteten keineswegs auf diese Fälle.

Ferner tritt, wie der Theologe und dezidierte Gegner der Hirntod-Theorie Michael Reuter in seinem Buch „Abschied von Sterben und Tod? – Ansprüche und Grenzen der Hirntodtheorie" zutreffend schreibt, das Versagen des Gehirns üblicherweise „nicht plötzlich ein, wie die Exekution oder der Tod durch Explosion einer Bombe".[16]

Und nur weil das Versagen des Gehirns als Organ sich offenbar genauso manifestiert wie das Versagen anderer Organe, nämlich in Schüben, sind auch Fehldiagnosen, anders als bei einem Enthaupteten oder einem Menschen, der von einer Bombe in Stücke gerissen wurde, möglich. Insofern hat Reuter völlig recht, wenn er schreibt: „Die bildhafte Werbung für die Hirntodtheorie ist nur dann lauter, wenn unabhängig von der Suggestivität der Wortverbindung ‚innerliche Enthauptung' gezeigt werden kann, dass das Gehirnversagen die Integrität des menschlichen Körpers in vergleichbarer Weise wie die Enthauptung zerstört."[17]

Da ein solcher Beleg aber noch von niemandem erbracht wurde, täten die Befürworter der Hirntod-Theorie gut daran, künftig darauf zu verzichten, Kritik am Hirntod als Tod des Menschen mit der Behauptung einer „inneren Enthauptung" zurückzuweisen. Dies um so mehr, als inzwischen auch einige ausgewiesene Befürworter der Hirntod-Theorie erkannt haben, dass es sich dabei um eine unzutreffende Analogie handelt. So heißt es in einer Stellungnahme von Mitgliedern der Päpstlichen Akademie der Wissenschaften, in der einige Neurologen und andere das Hirntod-Konzept erstaunlich vehement, aber keineswegs durchgängig schlüssig als „gültige Definition des Todes" verteidigen, immerhin: „Die Verwendung des Begriffs ‚physiologische Enthauptung' im Bezug auf Hirntod sollte vermieden werden, weil eine Enthauptung im Gegensatz zur Physiologie steht, die sich auf normale lebende Organismen und deren Teile bezieht, und weil hirntote Patienten gewiss noch Köpfe haben."[18]

Kapitel 7

Der Körper ist eine Erfindung der Seele."

Nicolás Gómez Dávila
„Scholien zu einem inbegriffenen Text"

Über die Seele

Warum es so schwer oder gar unmöglich ist, Leben und Tod definitorisch restlos in den Griff zu bekommen.

Das Problematischste an der Hirntod-Theorie ist ihr Anspruch. Begnügten sich ihre Befürworter etwa mit der Behauptung, der Hirntod sei der Tod des Gehirns, wäre die gesellschaftliche Debatte über das Für und Wider dieser Theorie wohl längst verstummt. Denn als Organtod erhitzt der Hirntod die Gemüter der allermeisten Menschen nicht mehr als der Tod der Leber, der ebenfalls zum Tod des ganzen Menschen führt.

Seine Diagnose würde erschüttern, doch unannehmbar wäre sie nicht, weil der Mensch nun einmal an irgend etwas sterben muss. Natürlich stritten in wissenschaftlichen Publikationen Experten auch dann noch darüber, ob und wie der Hirntod als Organtod sicher nachgewiesen werden könne. Ähnlich wäre es, wenn sich die Befürworter der Hirntod-Theorie auf die Aussage beschränkten, ein korrekt diagnostizierter Tod des Gehirns ziehe den Tod eines schwer komatösen Menschen nach sich und markiere im Prozess des Sterbens jenen Punkt, der – werde er einmal überschritten – eine Rückkehr in ein bewusstes Leben unmöglich mache. Selbstverständlich würden Experten in Fachjournalen auch dann noch darüber diskutieren, ob und wann die künstliche Beatmung eines Patienten eingestellt werden muss. Und dies völlig zu Recht. Unbestreitbar bedarf die Entscheidung, ob ein Patient weiterhin künstlich beatmet werden soll, oder ob diese Therapie – weil sie nach menschlichem Ermessen sinnlos geworden ist – eingestellt werden muss, jeweils einer Rechtfertigung, die über substantielle Zweifel erhaben ist. So lange aber die Befürworter der Hirntod-Theorie nicht nur darauf bestehen, sondern darüber hinaus auch darauf, dass der Organtod des Gehirns zugleich der Tod des Menschen sei, ist ein Streit im großen Stile unvermeidlich. Denn was der Tod ist, wird dem Menschen auf immer ein Rätsel bleiben müssen.

Warum dies so ist, hat Ludwig Wittgenstein (1889–1951) in seinem berühmten „Tractatus logico-philosophicus" dargelegt. Dort heißt es nur scheinbar lapidar: „Der Tod ist kein Ereignis des Lebens. Den Tod erlebt man nicht."[1] Auch in sogenannten Nahtoderlebnissen erlebt der Mensch – wie schon der Begriff unmissverständlich anzeigt – daher nicht seinen Tod, sondern allenfalls dessen Nahen.

„Wir können", erläutert der Schweizer Philosoph Eduard Zwierlein die erkenntnistheoretische Hürde, die Wittgenstein ebenso kurz wie bündig formulierte, „nicht zugleich Gegenstand und Subjekt unseres eigenen Totseins sein."[2] Oder um es – frei nach Robert Spaemann – so zu sagen: Wir können den Tod nicht definieren, weil wir das Nichtsein nicht definieren können.[3]

Der Tod und sein vollständiges Erkennen schließen sich offensichtlich gegenseitig aus. Denn anders als der Tod ist Erkennen, das immer ein wie auch immer geartetes Erleben voraussetzt, ein Ereignis des Lebens. Nicht einmal den Tod eines anderen Menschen „erlebt" der Mensch tatsächlich. Denn der Tod ist, wie Karl Jaspers 1919 gezeigt hat, „etwas Unvorstellbares, etwas eigentlich Undenkbares. Was wir bei ihm vorstellen und denken, sind nur Negationen (...) So erfahren wir im eigentlichen Sinne auch den Tod des Nächsten nicht."[4] Wir sind, so Martin

Heidegger bald darauf in „Sein und Zeit", „höchstens immer nur dabei."[5] Deshalb sei der Tod, so Zwierlein, auch ein anderer „Name für ‚Nichtwissen'".[6] Und weiter: „Um den Tod zu verstehen, müssten wir verstanden haben, was Leben ist, wir müssten verstanden haben, was Verstehen ist, wir müssten, wie es scheint, das sogenannte Leib-Seele- oder Geist-Natur-Problem gelöst haben, also beispielsweise begriffen haben, ob und inwieweit das Erlöschen des organischen Lebens auch ein Ende der seelischen und geistigen Welt bedeutet."[7] Alle diese Dinge aber habe der Mensch, so Zwierlein weiter, bisher „weder verstanden, noch gelöst". Bestensfalls besitze er „Ahnungen".[8]

Vielleicht wäre es besser, in diesem Zusammenhang statt von „Ahnungen" besser von „Theorien" oder „Konzepten" zu sprechen. Denn dass der Tod ein Phänomen ist, das für den Menschen letztlich unerfahrbar bleibt, hat ihn keineswegs daran gehindert, systematisch über Begriffe wie „Leben" und „Tod", „Leib" und „Seele", „Geist" und „Natur" nachzudenken. Dieses systematische Nachdenken, das oft auch als „Philosophie des Geistes" bezeichnet wird, begann in der Antike mit den Vorsokratikern und kann inzwischen auf eine mehr als 2.500 Jahre dauernde Philosophiegeschichte zurückblikken. Und obgleich die Zahl der mittlerweile entwickelten Theorien und Konzepte beinah unüberschaubar geworden ist, lassen sich die meisten von ihnen doch einigen wenigen Hauptströmungen zuordnen. Jede dieser Strömungen besitzt ihre eigenen Schwierigkeiten. Auch wenn diese hier nicht alle und bis ins Detail entfaltet werden sollen, kann die Auseinandersetzung mit ihnen auch nicht ganz vermieden werden. Denn wenn sich, wie Jaspers sagt, der Tod nur als Negation denken lässt, müssen wir vom Leben sprechen. Wer aber vom Leben spricht, der kommt nicht umhin, auch von der Seele zu sprechen.

Unter den Menschen der Antike war das noch völlig unbestritten. Für sie war die Seele – unabhängig davon, wie sie jeweils gedacht wurde – der eigentliche Grund dafür, dass sich der belebte Teil der Welt – Pflanzen, Tiere und Menschen – von ihrem unbelebten Teil in signifikanter Weise unterscheidet. Eine Seele zu haben, das hieß für die Menschen der Antike lebendig zu sein. Und umgekehrt galt: Alles, was lebt, hat eine Seele oder ist: beseelt. Insofern bestand also Einigkeit. Uneinigkeit bestand allerdings auch schon unter den Philosophen der Antike darüber, wie man sich die Seele vorstellen müsse. Während etwa die antiken Materialisten wie Demokrit (460–370 v. Chr.), Leukipp (450–370 v. Chr.) oder auch Epikur (341–271 v. Chr.) die Seele für etwas Materielles hielten, verfochten Platon (428–347 v. Chr.) und Aristoteles (384–322 v. Chr.) die Ansicht, dass die Seele etwas Immaterielles sei.[9] Trotz dieser Übereinstimmung müssen die Seelen-Theorien Platons und Aristoteles, die – ebenso wie das materialistische Verständnis der Seele – bis heute bedeutsam geblieben sind, jedoch abermals voneinander unterschieden werden. Denn obgleich sowohl Platon als auch Aristoteles die immaterielle Seele dafür verantwortlich machten, dass ein Wesen lebt, dachten sie die Seele darüber hinaus völlig verschieden.

Für Platon repräsentiert die Seele im Grunde bereits den ganzen Menschen. So heißt es im Dialog „Alkibiades“ völlig unmissverständlich: „Die Seele: Das ist der Mensch“.[10] Der menschliche Leib galt Platon als bloßes Werkzeug, mit dem die Seele für die Dauer ihres Erdenlebens eine Verbindung eingeht. Dabei verhält sich die Seele zum Körper wie die Spinnerin zum Spinnrad oder der Schiffer zum Boot, das er über das Meer navigiert. Das Entscheidende und in unserem Zusammenhang Bedeutsame: So wie der Schiffer und das Boot eigenständige Entitäten sind, die auch getrennt voneinander existieren können, so denkt Platon auch Seele und Leib ontologisch eigenständig. Im Tod, den Sokrates im Dialog „Phaidon“ zur Überraschung seiner Freunde daher auch völlig gelassen und beinah ausgelassen erwartet, kommt es bloß wieder zur Trennung der beiden Substanzen, der Seele vom Leib. Oder, um in unserem Bild zu bleiben: Nachdem er den Hafen des Lebens erreicht hat, geht der Schiffer Sokrates einfach von Bord des Bootes und lebt in Gemeinschaft der Götter und der unverstellten Schau der Ideen weiter.[11]

Heute wird diese Art, Seele, Leib und ihre Verbindung zu denken, auch als „Substanzdualismus“ bezeichnet, in Abgrenzung zu dem ihm anverwandten „Eigenschaftsdualismus“, der die Vorstellung einer immateriellen Seele zwar ablehnt, aber darauf besteht, dass mentale und physische Eigenschaften ontologisch verschieden seien, weshalb die einen auch nicht auf die anderen reduziert werden könnten.

Ganz anders Aristoteles: Nachdem er in seinem Traktat „Über die Seele“ zunächst sämtliche Auffassungen referiert, die damals über die Seele kursierten, schreibt er, sich sowohl gegen Materialisten als auch gegen Substanzdualisten wendend: „Und deshalb haben diejeinigen eine richtige Auffassung, die annehmen, dass die Seele weder ohne Körper ist, noch (selbst) ein Körper; denn sie ist kein Körper, wohl aber etwas (Prinzip), das zum Körper gehört, und liegt daher im Körper vor.“[12] Für Aristoteles und später auch für Thomas von Aquin (1224–1274), die beiden bekanntesten Vertreter des sogenannten „Hylemorphismus“, ist die Seele „kein Ding, sondern die Form eines Lebewesens“.[13]

Dazu muss man wissen, dass für die Vertreter des Hylemorphismus alle wandelbaren Substanzen ihrer inneren Struktur nach durch die beiden metaphysischen Prinzipien Stoff *(hyle)* und Form *(morphe)* konstituiert werden.[14]

Stoff und Form verhalten sich dabei zueinander wie der Marmor zu einer Statue oder Steine, Balken und Mörtel zu einem Haus. Anders als bei den Substanzdualisten werden Stoff und Form bei den Vertretern des Hylemorphismus jedoch nicht für sich genommen und unabhängig voneinander existierend gedacht; Sein im tatsächlichen Sinne kommt ihnen nur als „compositum", als Zusammengesetzes zu.[15]

So auch beim Menschen, der als „compositum" von Leib und Seele gedacht wird, wobei die Seele als „Form des Leibes", als „forma corporis", betrachtet wird. Thomas-Spezialist Richard Heinzmann erklärt das so: „Die Seele ist es, die einen Körper mit bestimmter phänomenal und physikalisch-chemisch beschreibbarer Beschaffenheit von innen her so organisiert, dass er ein menschlicher Leib mit typisch menschlichen Funktionen und Verhaltensweisen ist und als solcher bezeichnet werden kann, und die nicht mehr vorhanden und am Werk ist, wenn der lebende Leib sich in eine Leiche verändert hat."[16]

Dass für die Vertreter des Hylemorphismus Stoff und Form keine separaten Substanzen darstellen, die auch außerhalb der eingegangenen Verbindung unabhängig voneinander existieren können, sondern als komplementäre, jeweils aufeinander verwiesene Prinzipien gedacht werden, hat auch für ihre Verbindung enorme Konsequenzen. Dies gilt insbesondere für den Menschen.

Die vermutlich Wichtigste ist, dass die Seele, obwohl unzerstörbar, ohne Leib nicht existieren kann, weshalb Thomas von Aquin sich auch gezwungen sieht, das, was Christen ohnehin glauben, nämlich die Auferstehung des Leibes, auch philosophisch zu postulieren.

Um anschaulich zu machen, wie die Verbindung von Leib und Seele gedacht werden muss, wählen die Vertreter des Hylemorphismus denn auch ganz andere Bilder als die Substanzdualisten. Demnach darf man sich die Verbindung von Seele und Leib nicht mehr vorstellen wie die vom Schiffer und seinem Boot oder wie die von der Spinnerin und dem Spinnrad. Der aus den Prinzipien Materie und Form konstituierte Mensch gleicht den Vertretern des Hylemorphismus zufolge vielmehr einer geprägten Münze oder einem wächsernen Siegel. Wobei es die Seele ist, welche die Materie – Metall oder Wachs – in dieser spezifischen Weise formt und prägt.

Anders als bei Platon, bei dem alles körperliche Sein aufgrund seiner Lehre von den Ideen letztlich nur ein schwaches Abbild einer immateriellen Welt der Ideen darstellt – weshalb nicht wenige Platoniker den Leib denn auch als „Gefängnis" oder „Kerker" der Seele denken –, ist für die Vertreter des Hylemorphismus der Leib alles andere als negativ besetzt. Er hält die Seele nicht im Diesseits gefangen, sondern wird positiv als deren „Ausdrucksmedium"[17] verstanden.

In seiner „Summa Theologiae" schreibt Thomas von Aquin gegen Platon gewandt denn auch explizit: „Nicht wie der Schiffer mit dem Boot vereint sich die Seele mit dem Leibe, sondern als seine Form."[18] Auf dem Konzil von Vienne (1311/12) erklärte die katholische Kirche diese Lehre des Thomas von Aquin, der nach die Seele die Form des Leibes ist, zur verbindlichen kirchlichen Lehre.[19] Und daran hält sie bis heute fest. So heißt es im „Katechismus der Katholischen Kirche": „Die Einheit von Seele und Leib ist so tief, dass man die Seele als die ‚Form' des Leibes zu betrachten hat, das heißt die Geistseele bewirkt, dass der aus Materie gebildete Leib ein lebendiger menschlicher Leib ist." Und weiter: „Im Menschen sind Geist und Materie nicht zwei vereinte Naturen, sondern ihre Einheit bildet eine einzige Natur."[20]

Dabei muss man sich das Zustandekommen dieser einzigen Natur so vorstellen: Während die Eltern bei der Zeugung in Gestalt von Ei- und Samenzelle die Materie spenden, stiftet Gott die Seele. Vertrat Thomas von Aquin – ähnlich wie Aristoteles und angelehnt an die zur damaligen Zeit allenfalls rudimentär vorhandene Kenntnis des Zeugungsgeschehens – noch eine stufenweise Beseelung des Menschen, die sogenannte „Sukzessivbeseelung", so vertritt die Kirche heute mit Recht die Lehre von der Simultanbeseelung. Diese steht nicht nur in völligem Einklang mit dem tatsächlichen Zeugungsgeschehen, dessen Ablauf heute, anders als damals, bis hinein in viele – wenn auch längst nicht alle Details – geklärt und verstanden ist; sie passt auch viel besser zur Theorie des Hylemorphismus als die Lehre von der Sukzessivbeseelung.

Hier ist es wiederum wichtig zu wissen, dass weder Aristoteles noch Thomas von Aquin den menschlichen Embryo zu irgendeiner Zeit als unbeseelt gedacht haben. Dies schon deshalb nicht, weil es ja unmöglich ist, dass etwas unbeseelt und zugleich lebendig ist, wenn die Seele dasjenige ist, welches das „compositum" lebendig macht. Die Idee der sukzessiven, also schrittweisen Beseelung basiert vielmehr auf der Beobachtung, dass das Lebendige, also das Beseelte, in der Natur auf sehr unterschiedliche Weise angetroffen werden kann.

Pflanzen, Tiere und Menschen „leben" alle, unterscheiden sich aber nicht nur ihrer Gestalt nach, sondern auch in ihren Lebensvollzügen in signifikanter Weise. Aufgrund der Beobachtung, dass sich das Leben von Pflanzen, Tieren und Menschen derart erheblich unterscheidet, hat Aristoteles – der nicht nur ein großer Philosoph, sondern auch ein bedeutender Naturforscher war – nicht nur unterschiedliche Seelentypen angenommen, die jeweils bewirken, dass sich das Leben von Pflanzen, Tieren und Menschen auf ihre je eigene Weise ausdrückt. Weil das Leben eines Tieres komplexer als das einer Pflanze und das Leben eines Menschen wiederum komplexer als das eines Tieres ist, wobei das Komplexere jeweils auch sämtliche Lebensvollzüge einschließt, zu denen das weniger Komplexere in der Lage ist, hat er auch eine stufenweise Beseelung postuliert.

Schauen wir uns das ein wenig näher an: Laut Aristoteles resultieren die vegetativen Lebensäußerungen (Ernährung, Wachstum, Fortpflanzung) der Pflanzen aus einer „vegetativen Seele", während die „animalische Seele", die Tiere besitzen, dafür verantwortlich ist, dass diese zu komplexeren Lebensäußerungen (Wahrnehmung, Begehren, zielgerichtete Bewegungen) fähig sind. Bei dem vernunftbegabten Menschen wiederum sorgt eine „Vernunftseele" dafür, dass er zu Lebensvollzügen (Verstehen, Denken, Urteilen) in der Lage ist, welche die des Tieres übersteigen.

Die Idee von der stufenweise Beseelung des Aristoteles, die Thomas von Aquin übernahm, basiert auf der Beobachtung, dass die jeweils komplexeren Lebewesen nicht nur zu allen Lebensvollzügen fähig sind, zu denen auch die weniger komplexen Lebewesen in der Lage sind, sondern auch darauf, dass die, welche sie übersteigen, ohne die jeweils „niederen" überhaupt nicht möglich wären. So sei – wie Aristoteles im zweiten Buch seiner Untersuchung über die Seele ausführt – zum Beispiel das Vermögen von Pflanzen, sich zu ernähren, Voraussetzung für das Vermögen der Tiere, ihre Umwelt wahrzunehmen.[21] Und – das dürfen wir an dieser Stelle hinzufügen: Ohne die Sinneswahrnehmung, die auch Tieren eigen ist, wäre es dem Menschen unmöglich, seine geistigen Tätigkeiten zu verrichten. Weshalb – nebenbei bemerkt – Thomas von Aquin im Rahmen seiner Erkenntnislehre denn auch sagen kann: „Nihil est in intellectu, quod non sit prius in sensu." – „Nichts ist im Verstand, was nicht vorher in den Sinnen wäre".[22]

Wie man sich die schon im Mittelalter umstrittene und für heutige Denker sicher eher abenteuerliche, stufenweise Beseelung des Menschen bei Aristoteles und später bei Thomas von Aquin jeweils im Detail vorstellen muss, braucht hier nicht zu interessieren. Wichtig ist jedoch festzuhalten, dass auch bei der Vorstellung der sukzessiven Beseelung niemals mehrere Seelen am Werk gedacht werden dürfen. Ist der menschliche Embryo einmal mit der „Vernunftseele" beseelt, so überformt diese gewissermaßen die frühere und bewirkt fortan als einzige, dass der Mensch lebt.

Im Grunde basiert die Theorie von der Sukzessivbeseelung auf den damals verständlicherweise unzureichenden Kenntnissen über die biologische Entwicklung von Lebewesen. Von der katholischen Kirche wurde sie, nachdem Papst Sixtus V. in der Bulle „Effraenatam Perditissimorum" 1588 erstmals offiziell zu ihr auf Distanz gegangen war, im Jahr 1679 schließlich endgültig zugunsten der Lehre von der Simultanbeseelung verworfen.[23] Der Thomas-Forscher Stephen James Heaney ist gar überzeugt, dass Thomas von Aquin heute für die Simultanbeseelung eintreten würde.[24] Vertreten wird die Theorie von der Sukzessivbeseelung heute, außer von orthodoxen Juden, für die der Embryo gemäß der Lehre des Talmud bis zum 40. Tag „pures Wasser" *(maja bealma)* darstellt, daher eigentlich nur noch in der Absicht, Abtreibungen mit der Begründung zu rechtfertigen, bei ihnen würden überhaupt gar keine Menschen getötet.

Springen wir nach diesem kleinen Exkurs nun aber vom Anfang wieder zurück ans Ende des Lebens und fragen, ob die beiden wichtigsten Seelentheorien – der Substanzdualismus und der Hylemorphismus – mit der Hirntod-Theorie vereinbar sind. Denn während der Hirntod als Tod des ganzen Menschen mit dem Substanzdualismus schon deshalb prinzipiell vereinbar zu sein scheint, weil Seele und Leib nach dieser Theorie auch getrennt voneinander existieren könnten, stellt sich tatsächlich die Frage, ob gleiches auch für den Hylemorphismus gelten kann. Dies um so drängender, als viele Befürworter der Hirntod-Theorie das Postulat einer immateriellen Seele nicht nur keineswegs rundherum ablehnen, sondern sich – diesem zustimmend – dabei teilweise implizit oder sogar explizit auch auf Thomas von Aquin berufen. So definiert etwa der Neurologe Heinz Angstwurm den Tod des Menschen wie folgt: „Der Mensch ist tot, wenn sein Wesensmerkmal, die unter allen Lebewesen einzigartige untrennbare (individuelle) körperlich-geistige oder leiblich-seelische Einheit, unwiederbringlich zerstört" ist.[25]

Auch wenn unklar bleibt, was Angstwurm hier mit „untrennbar" meint – möglicherweise soll hiermit jene Tiefe der Verbindung zum Ausdruck gebracht werden, die Seele und Leib nach der Theorie des Hylemorphismus eingehen –, können wir festhalten, dass auch für Angstwurm der Hirntod als Tod des Menschen mit einem Menschenbild vereinbar sein muss, das den Menschen als leib-seelische Einheit denkt, die im Tod zerstört wird. Ausdrücklich auf Thomas von Aquin beruft sich dagegen der Neuropathologe und katholische Priester Stephan Patt, wenn er schreibt: „Die philosophisch-theologische Ebene – und nicht die medizinische – ist es, die es erlaubt zu sagen, dass die Geistseele dem Menschen die dynamische und organische Einheit zwischen Verstand, Sinnen, Gehirn und Körper und somit die wesentliche Qualität des menschlichen Leibes verleiht. Durch die Seele kann diese Einheit auf zwei Arten vermittelt werden, entweder direkt ohne Vermittlung des Gehirns (etwa beim Embryo, der noch kein Gehirn hat) oder unter Vermittlung des Gehirns (beim ausgereiften menschlichen Organismus). Der Leib kann das Sein der Seele nicht mehr ‚empfangen', wenn das Gehirn abgestorben ist. Thomas von Aquin sagt: ‚Die Seele vereint sich mit dem Körper als Form ohne Mittleres, aber als Beweger durch ein Mittleres' – wobei das Mittlere –

der Vermittler – das Gehirn ist. Wenn das Gehirn abstirbt, stirbt das Individuum, nicht, weil das Gehirn mit dem Geist bzw. der Persönlichkeit identisch ist, sondern weil dieser Vermittler der Seele in ihrer dynamischen und operativen Funktion als Beweger innerhalb des Leibes entfernt worden ist. Es fehlt also jene Disposition, durch die der Leib auf die Einheit mit der Seele ausgerichtet ist."[26]

Hier wird man allerdings darauf bestehen müssen, dass es Thomas von Aquin bei der von Patt zitierten Stelle ausschließlich darum geht, zwischen dem Sein der Seele und ihrem Tätigsein zu unterscheiden. Vom Gehirn spricht Thomas, wie Patt – der hier seine eigene Interpretation anschließt – ja auch nicht behauptet, mit keinem Wort. Auch ist die von Thomas vorgenommene Unterscheidung hier allein schon deshalb notwendig, weil sie die Abgrenzung von einem Substanzdualismus erlaubt, der Leib und Seele als eigenständige, voneinander unabhängige Substanzen denkt, die daher eines Mittleren bedürfen, um eine Verbindung einzugehen.

Das, worum es Thomas von Aquin in der von Patt zitierten Stelle wahrscheinlich geht, wird an anderer Stelle im Werk des Aquinaten noch deutlicher ausgeführt. So sagt Thomas in der „Summa contra gentiles": „Bei der Seele ist nämlich einerseits ihr Wesen ins Auge zu fassen, andererseits ihr Vermögen. Und zwar gibt sie aufgrund ihres Wesens einem so und so beschaffenen Körper das Sein, aufgrund ihres Vermögens aber bewirkt sie die ihr eigenen Tätigkeiten. Wenn nun die Tätigkeit der Seele durch ein körperliches Organ zustande kommt, so muss das Vermögen der Seele, das der Ursprung dieser Tätigkeit ist, der Akt jenes Teils des Körpers sein, durch den ihre Tätigkeit zustande kommt, wie der Gesichtssinn Akt des Auges ist. Wenn aber ihre Tätigkeit nicht durch ein körperliches Organ zustande kommt, so ist ihr Vermögen nicht der Akt des Körpers. Deswegen wird vom Verstande gesagt, er sei von der Materie ‚getrennt', jedoch so, dass das Wesen der Seele, deren Vermögen Verstand ist, d. h. die geistige Seele, der Akt des Körpers ist als die einem so und so beschaffenen Körper das Sein gebende Form."[27]

Mit anderen Worten: So lange der Leib noch zu irgendwelchen Akten fähig ist, muss die Seele, deren Tätigkeiten durch den Leib vermittelt werden, als deren eigentlicher Urheber betrachtet werden. Dies scheint jedoch – zumindest nicht ohne weiteres – mit der Behauptung vereinbar zu sein, ein künstlich beatmeter menschlicher Organismus sei tot, obwohl dieser partiell zu Akten, mögen sie auch noch so eingeschränkt sein, fähig ist. Dies um so mehr, als mit Josef Pieper auch ein ausgewiesener Thomas-Kenner festhält: „Es gibt nichts im menschlichen Bereich, das ‚rein materiell', rein körperlich, rein biologisch (und so fort) genannt werden könnte". Vielmehr werde „das organische Leben in all seinen Dimensionen, auch im Vegetativen" von der Seele „mitbestimmt, geprägt, geformt".[28] Wie wir sahen, kommt innerhalb der Lehre des Hylemorphismus dafür beim Menschen aber einzig und allein die Vernunftseele in Frage und dies völlig unabhängig davon, ob man nun eine Simultanbeseelung oder aber eine Sukzessivbeseelung annimmt.

Während es ausgeschlossen ist, dass eine mechanische Apparatur die immaterielle Seele ersetzt, ist es problemlos denkbar, dass die Vernunftseele einem so schwer geschädigten Leib wie dem des Hirntoten nicht mehr sämtliche Vermögen vermitteln kann, zu denen der Mensch dank ihr prinzipiell fähig ist. Dies erst recht, wenn dem Gehirn, – sei es nun völlig zerstört oder aber auch nur schwer geschädigt – eine besondere Rolle bei der Vermittlung der Seelenvermögen zukommt. Daher braucht es auch nicht wundern, dass gerade die sogenannten „höheren" Lebensäußerungen bei einer Untersuchung vom Arzt nicht registriert werden können.

Was dagegen wundern und dem ehrlichen Denken erhebliche Probleme bereiten muss, ist die Vorstellung, dass ein für hirntot erklärter menschlicher Organismus – der nach Lage der Dinge noch zu Lebensäußerungen fähig ist, die eben doch Lebensäußerungen sind, auch wenn sie in der Mehrzahl der Fälle als „bloß vegetativ" bezeichnet werden – bereits unbeseelt sein soll. Zwar muss man – wie wir vorherigen Kapitel sahen – keineswegs zwingend annehmen, dass ein Hirntoter, wenn er auf dem Operationstisch „Lazarus-Zeichen" zeigt, dem Transplantationschirurgen damit noch etwas mitteilen möchte. Und doch wird man nicht leugnen können, dass sich da etwas regt und lebt. Wenn aber Leben bei allen Lebewesen einzig und allein durch die Seele bewirkt wird und dieses Leben beim Menschen immer von einer menschlichen Seele und niemals durch eine animalische oder gar vegetative Seele bewirkt wird, kann man dann wirklich davon ausgehen, hier habe sich die Seele bereits vom Leib getrennt, und der Mensch, das „compositum" aus Leib und Seele, sei tot? Muss man nicht vielmehr annehmen, dass gerade die Beobachtung von „bloß vegetativem Leben" anzeigt, dass die Vernunftseele in dem schwerstgeschädigten Organismus, wie eingeschänkt auch immer, noch tätig ist?

Im Grunde gibt es überhaupt nur zwei Wege, eine Behauptung wie die, dass ein hirntoter Mensch ganz tot ist, zu denken und zu begründen. Der eine, der auch tatsächlich von einigen verfochten wird, ist, beim Hirntod statt auf den Tod des Menschen auf den Tod der Person abzustellen. Einer der bekanntesten Vertreter derjenigen, die zwischen Personen und Menschen einen Unterschied machen, ist der australische Bioethiker Peter Singer. In seinem Buch „Praktische Ethik" definiert er die Person als „rationales und selbstbewusstes Wesen", um „jene Elemente der landläufigen Bedeutung von ‚menschlichem Wesen' zu erfassen, die von ‚Mitglied der Spezies

Homo sapiens' nicht abgedeckt sind."[29] Der Grund: Für Singer sind nicht alle Mitglieder der „Spezies homo sapiens" auch Personen. Keine Personen sind laut Singer zum Beispiel: Embryonen, Föten, Neugeborene, Säuglinge und Hirntote. Singer zufolge stellt die Tötung von Nicht-Personen kein ernstes Problem dar, weil diese sich ihrer selbst nicht bewusst seien und überdies nicht in der Lage seien, Pläne zu schmieden oder Wünsche zu entwickeln, die durch ihre Tötung zerstört oder deren Erfüllung verunmöglicht würden.

Wer meint, zwischen personalem Leben und menschlichem Leben unterscheiden zur dürfen, vertritt daher konsequenterweise – wie etwa der bereits zitierte Ethiker Robert Veatch – in der Regel auch den sogenannten Teilhirntod. Danach reicht bereits der Tod des Cortex (Hirnrinde) aus, welcher für die Vermittlung oder – bei Materialisten – auch für die Steuerung bewusster Prozesse verantwortlich gemacht wird, um jemanden für tot erklären zu können. Für die Vertreter dieser Position ist es daher freilich völlig unerheblich, ob der Hirntote noch beseelt ist oder nicht.

Nun ist es allerdings, wie der Philosoph Robert Spaemann eindrucksvoll gezeigt hat, ebenso unsinnig wie falsch, zwischen Personen und Menschen unterscheiden zu wollen. Dies schon deshalb, weil Personsein keine Eigenschaft, sondern die Existenzform des Menschen ist. In seinem überaus lesenwerten Buch „Personen" schreibt Spaemann dazu unter anderem: „Anfang und Ende der Existenz der Person können nicht getrennt werden vom Anfang und Ende des menschlichen Lebens (...) Das Sein der Person ist das Leben eines Menschen."[30] Daher mache es auch „keinen Sinn zu sagen, der Hirntod sei vielleicht nicht der Tod des Menschen, aber doch der Tod der Person. Wenn er vielleicht nicht der Tod des Menschen ist, dann ist er ebenso vielleicht nicht der Tod der Person. Denn die Person ist der Mensch und nicht eine Eigenschaft des Menschen. Deshalb kann sie nicht vor dem Menschen sterben."[31]

Die zweite Möglichkeit und vermutlich zugleich die einzige, den Hirntod als Tod des Menschen auch in Einklang mit der Theorie des Hylemorphismus zu bringen, ist zu postulieren, dass die Wirkungen der Seele noch fortdauern, nachdem sie sich bereits vom Leib getrennt hat. Denn nur wenn man annimmt, dass die durch den Leib vermittelten Wirkungen der Seele in diesem auch dann noch nachwirken, wenn die Seele den Leib bereits verlassen hat, wird man von einer „warmen Leiche" sprechen können, die noch zu Akten fähig ist, zu denen auch nicht hirntote Menschen fähig sind.

Das muss insofern denkbar erscheinen, als man sich unschwer vorstellen kann, dass etwas, das derart mächtig ist, dass es das Lebendigsein von etwas bewirkt, auch dann noch nachwirkt, wenn es seine Tätigkeit bereits eingestellt hat. Dabei müsste man sich dann allerdings den menschlichen Organismus wie einen lebendigen Kreisel vorstellen, der – solange er lebt – statt von einer menschlichen Hand durch die eigene Seele aus sich selbst heraus bewegt wird. So wie der Spielzeugkreisel, der von einer Hand in Bewegung gesetzt wird, sich auch dann noch bewegt, wenn die Hand ihn längst losgelassen hat, so könnte auch ein von der Seele bewegter Organismus noch eine gewisse Aktivität entfalten, obwohl sich die Seele, die ihn sonst bewegt, bereits von ihm getrennt hat. In diesem Fall könnte jedoch nicht mehr von echtem Leben, sondern nur noch von Leben in einem analogen Sinne gesprochen werden.

Das Dumme ist nur: Anders als die Theorie des Hylemorphismus, die auf der Beobachtung der Natur fußt, gut begründet und in sich schlüssig ist, ist dies jedoch pure Spekulation und muss es auch bleiben. Denn das Vorhandensein der Seele lässt sich ebenso wie ihre Abwesenheit nun einmal nicht messen und daher weder nachweisen noch leugnen. Bloße Spekulation aber verbietet sich in Fragen, die Leben und Tod betreffen, selbstverständlich immer dann, wenn es statt um reines Nachdenken um das Handeln gehen soll. Anders formuliert: Wenn auf die Seele als dasjenige Prinzip abgestellt wird, das zusammen mit dem Leib den Menschen aus- und diesen lebendig macht, dann muss schon aus Sicherheitsgründen auch postuliert werden, dass sie am Werk ist, so lange der Leib noch zu irgendwelchen Lebensäußerungen fähig ist.

Kapitel 8

Das größte aller Übel ist, aus der Zahl der Lebenden zu scheiden, ehe man stirbt."

Seneca
„Vom glückseligen Leben"

Auferstanden von den (Hirn-)Toten

Wieso nicht jeder, der für tot erklärt wird, es auch tatsächlich ist.

Für viele seiner Landsleute ist Joseph, der heute als Feuerwehrmann in St. Louis am westlichen Ufer des Mississippi im US-Bundesstaat Missouri arbeitet, ein Held. Einer, der freiwillig sein eigenes Leben einsetzt, um das Leben fremder Menschen zu retten. 35 Jahre zuvor hätte Joseph im Prinzip das Gleiche tun können. Mit wenigen, aber gravierenden Unterschieden: unfreiwillig und auch nur ein einziges Mal – als Organ- und Gewebespender.

Damals befand sich Joseph auf der Kinder-Intensivstation des Kardinal-Glennon-Gedächtniskrankenhauses in St. Louis. Dort lag er bereits sechs Wochen lang, künstlich beatmet von einer Maschine. Alle Versuche, ihn von der Apparatur zu trennen, mussten erfolglos abgebrochen werden, weil Joseph nicht spontan zu atmen beginnen wollte. Schließlich entschieden die behandelnden Ärzte, die Hirnaktivität ihres kleinen Patienten mittels einer Elektroenzephalographie zu messen. Mit der Elektroenzephalographie (EEG) lassen sich wichtige Erkenntnisse über die bioelektrische Aktivität des Gehirns durch Aufzeichnung der Spannungsschwankungen an der Kopfoberfläche gewinnen.

Bei gesunden Menschen zeige das EEG „regelmäßig Potentialveränderungen in bestimmten, vom Wachheitszustand des Menschen abhängigen Frequenzbereichen. Diese spontan entstandenen Potentiale (...) werden nach heutigem Verständnis durch die Aktivität der Großhirnrinde und darunterliegender Gehirnteile erzeugt",[1] erklärt der Münchner Arzt und Befürworter der Hirntod-Konzeption Fuat Oduncu. Allerdings wird, Oduncu zufolge, „die Aktivität des Hirnstamms durch das EEG nicht erfasst". Durch die hohe Empfindlichkeit des Verfahrens sei das EEG zudem „auch gegenüber äußeren Störungen relativ anfällig".[2]

Vor der Durchführung eines EEGs müssten daher Störungen sicher ausgeschlossen werden, die „ähnliche EEG-Bilder hervorrufen und damit einen Hirntod vortäuschen können". Möglich sei dies vor allem bei Unterkühlungen sowie nach der Verabreichung von Medikamenten, „vor allem babiturathaltiger Schlafmittel".[3] Wegen all dem könne das berühmt-berüchtigte „Null-Linien-EEG" auch „nur zusammen" mit anderen „klinischen Befunden" einen „vollständigen Funktionsverlust der Großhirnrinde anzeigen". Da bei Neugeborenen und Kindern das Gehirn zudem noch nicht ausgereift ist – dies ist im Grunde erst zum Ende der Pubertät der Fall –, schreiben nahezu sämtliche Richtlinien für die Durchführung einer Hirntod-Diagnostik bei Kindern ein wiederholtes EEG vor.

Trotz all dieser Einschränkungen wurde die Auswertung von Josephs EEG als „mit dem Hirntod übereinstimmend" klassifiziert. Als zwei Tage später das EEG wiederholt wurde und sich kein anderer Befund einstellte, schlug ein Mitglied des Behandlungsteams vor, die Beatmungsmaschine abzustellen. Der verantwortliche Arzt, der Neonatologe Paul A. Byrne, entschied sich jedoch für die Fortsetzung der künstlichen Beatmung. Und lag damit völlig richtig. Auf einmal begann Joseph selbst zu atmen, konnte schließlich ganz auf die Maschine verzichten und aus dem Krankenhaus entlassen werden. „Er wuchs heran und entwickelte sich normal; er ging in die Schule; seine Noten waren exzellent; er betrieb Leichtathletik und spielte Baseball." Bevor er Feuerwehrmann wurde, arbeitete er zehn Jahre lang als Sanitäter.[4]

Joseph ist kein Einzelfall. In seinem Buch „Das Geschäft mit dem Tod – Plädoyer für ein Sterben in Würde" berichtet der Sachbuchautor Richard Fuchs von dem Fall des Niederländers Jan Kerkhoffs. Der war am 18. August des Jahres 1992 in den Niederlanden für „hirntot" erklärt worden. Im Anschluss an eine erfolgreiche Schädeloperation, die fünf Tage zuvor bei ihm durchgeführt worden war, waren „unvorsehbare Komplikationen" aufgetreten. Beim Wechsel der Verbände war die Operationswunde derartig beschädigt worden, dass sich in seinem Schädel „eine enorme Feuchtigkeitsansammlung" bildete. Kerkhoffs' Zustand verschlechterte sich fortlaufend. Schließlich verlor er das Bewusstsein.

Drei Tage darauf teilte der Neurochirurg Kerkhoffs' Frau mit, ihr Mann sei „hirntot". Zwei weitere Tage später meldete sich auch der mit der Familie befreundete Hausarzt bei ihr und bestätigte, dass Jan „klinisch tot" sei. Er bat Kerkhoffs' Frau, sich Gedanken zu machen, ob sie einer Organentnahme zustimmen wollte, was diese jedoch nach Rücksprache mit ihrer Tochter ablehnte. Ein Glück: Am 22. August erwachte Jan Kerkhoffs aus einem offensichtlich fälschlicherweise für „irreversibel" erachteten Koma.[5]

Eine Dokumentation dieses Falls war auch den Stellungnahmen beigefügt worden, die Experten für die Anhörung des Gesundheitsausschusses des Deutschen Bundestages ausgearbeitet hatten, die dieser im Vorfeld der Verabschiedung des Transplantationsgesetzes anberaumt hatte.[6]

In seinem Buch „Ins Herz geschrieben – Das Naturrecht als Fundament einer menschlichen Gesellschaft" schildert der Jurist Wolfgang Waldstein, Mitglied der Päpstlichen Akademie für das Leben, den Fall des italienischen Priesters Vittorio Mazzucchelli, Mitglied der priesterlichen Vereinigung „Institut Christus König und Hoherpriester", der nach einem schweren Autounfall für hirntot erklärt wurde. Als sein Ordensoberer um seine Zustimmung zu einer Organentnahme gebeten wurde, verlangte er Mazzucchellis Verlegung in ein anderes Krankenhaus. Waldstein: „Durch die dort erfolgte Pflege kam er wieder zum Bewusstsein und wurde schließlich so weit geheilt, dass er seinem priesterlichen Dienst wieder nachgehen kann, zunächst noch an den Rollstuhl gebunden, inzwischen jedoch auch davon befreit."[7]

In ihrem Film „tot oder lebendig" berichten die TV-Journalistin Silvia Matthies und die Chirurgin Regina Breul von dem Fall der elfjährigen Angnieszka Terlecka, die während eines Ferienaufenthaltes auf einem Reiterhof in Polen ein schweres Schädelhirntrauma erlitt. Das Kind wird in ein Krankenhaus in Pile gebracht. Drei Tag nach der Einlieferung erklärt die behandelnde Chefärztin Angnieszka für „hirntot" und bittet die Eltern, einer Organentnahme zuzustimmen.

„Sehen Sie, das ist doch nur noch pflanzliches Leben, sozusagen Gemüse", gibt Angnieszkas Vater in dem Film die Ärztin wieder. Ein daraufhin von den Eltern hinzugezogener externer Arzt bestätigt die schwere Schädelhirnverletzung, zweifelt jedoch an, dass das Koma, in dem sich das Mädchen befindet, irreversibel sei. Darauf lehnen die Eltern eine Organentnahme ab und lassen ihre Tochter in die Klinik des Koma-Rehabilitations-Spezialisten Jan Talar in Bydgoszcz verlegen. Nach einer fünfwöchigen Intensiv-Therapie erwacht Angnieszka in der Klinik von Professor Talar schließlich aus dem Koma. Vor laufender Kamera berichtet die sympathische junge Frau, die auf den Zuschauer einen völlig gesunden Eindruck macht, dass sie ihre Auferstehung von den Hirntoten wie das Aufwachen aus einem „Traum“ erlebt habe.[8]

Fehldiagnosen, daran wird man an dieser Stelle schon aus Gründen der Fairness, erst recht aber angesichts derart emotional berührender Fälle erinnern müssen, kommen überall vor. Dass Ärzte unzutreffende Diagnosen des Hirntodes abgeben, ist zweifellos ein wichtiger Befund. Aber er ist selbstverständlich noch kein hinreichender Einwand gegen die Behauptung, der Hirntod sei der tatsächliche Tod des Menschen. Auch der Herztod ist – man denke nur an den Scheintod – schon falsch diagnostiziert worden.

Das ändert freilich nichts daran, dass eine Fehldiagnose des Todes ungleich schwerer wiegt, wenn der Betreffende statt aufgebahrt in einer Leichenhalle auf einem Operationstisch landet.

Kapitel 9

Die weisheitsvolle Anordnung und Verfügung des Todes gehört in jene jetzt ganz unfassbar und unmoralisch klingende Moral der Zukunft, in deren Morgenröte zu blicken ein unbeschreibliches Glück sein muss."

Friedrich Nietzsche
„Menschliches, Allzumenschliches"

„Non-heartbeating Donors“

Die härteste Versuchung, seit es Organtransplantationen gibt.

Die Transplantationsmedizin, die mit der Explantation von Organen aus einem Organismus und ihrer Übertragung in einen anderen dafür sorgt, dass heute das Leben von Menschen verlängert werden kann, die andernfalls sicher dem Tode geweiht wären, stellt – das ist unbestreitbar – einen Segen dar. Zumindest für diese. Herztransplantationen bescheren rund 83 Prozent der Empfänger ein volles weiteres Lebensjahr. 78 Prozent können dank eines fremden Herzens gleich zwei Jahre länger leben und 65 Prozent sogar fünf Jahre. Bei Lebertransplantierten beträgt die durchschnittliche Überlebensrate 78 Prozent nach einem, 75 Prozent nach zwei und 69 Prozent nach drei Jahren. Die höchste Erfolgsrate von allen weisen Nierentransplantationen auf. Sie ermöglichen ihren Empfängern heute in rund 90 Prozent der Fälle volle zwölf weitere Lebensmonate. Nach zwei Jahren leben noch 75 Prozent ihrer Empfänger, und selbst nach fünf Jahren sind es immer noch 70 Prozent.[1]

Dabei hängt die Überlebensrate von einer ganzen Reihe von Faktoren ab. Zu ihnen gehören nicht nur das Alter des Organempfängers, die Art seines Leidens sowie sein sonstiger Gesundheitszustand, sondern auch die Güte der Operation – und keineswegs zuletzt die Qualität des übertragenen Organs. Dieses darf nicht nur nicht bereits beschädigt sein, es muss auch zeitnah nach seiner Entnahme transplantiert werden. Der Grund: Außerhalb des menschlichen Leibes leidet das Gewebe eines Organs sehr rasch. Ist dies der Fall, kann es seine Aufgabe in dem neuen Organismus nicht mehr oder nur noch unzureichend erfüllen. Wie gut ein Transplantat den ihm zugedachten Dienst verrichtet, hängt daher ganz wesentlich auch von der Dauer und Art seiner zwischenzeitlichen Lagerung ab. Als Obergrenze für die Konservierung von Organen wird beim Herzen meist eine Dauer von gerade einmal vier Stunden angegeben. Bei der Leber sind es zehn, bei der Lunge zwölf und bei Nieren bis zu 50 Stunden.[2]

Mediziner sprechen in diesem Zusammenhang auch von der sogenannten Ischämiezeit. Gemeint ist damit die Zeit, die ein Organ nicht durchblutet wird. Dabei wird gewöhnlich noch einmal zwischen der „warmen" und der „kalten" Ischämiezeit unterschieden. Als warme Ischämiezeit wird die Dauer bezeichnet, während der das zu transplantierende Organ noch innerhalb des Organismus verweilt, dem es entnommen werden soll, nachdem es dort bereits von der Blutzirkulation getrennt wurde. Kalte Ischämiezeit wird hingegen die Dauer genannt, für die das Organ außerhalb des Körpers in einer besonderen Lösung konserviert und mit Eiswürfeln kühlgehalten wird.[3]

Dass zu den Bedingungen einer erfolgreichen Transplantation nach Lage der Dinge auch gehört, dass der Empfänger ein möglichst „lebensfrisches" Organ erhält, macht die Hirntod-Diagnostik – die, wie wir sahen, ohnehin reichlich Raum für substantielle Zweifel lässt – nicht unproblematischer. Ethisch besonders problematisch wird es immer dann, wenn der Hirntod bei einem Patienten vermutet wird, der als potentieller Organspender gilt und der bei der anschließenden Diagnostik zwar nicht mehr alle, wohl aber den einen oder anderen Reflex zeigt. Denn so lange deren Fehlen nicht vollständig nachgewiesen kann, dürfen die den Hirntod feststellenden Neurologen, die in das Transplantationsgeschehen nicht involviert sein dürfen, keinen Totenschein ausstellen.

Diese im Grunde zu begrüßende Regelung führt jedoch, wie die Ethnologin Vera Kalitzkus feststellt, „zu der paradoxen Situation, dass alles getan wird, den restlichen Körper am Leben zu halten, um allein das Absterben des Gehirns zu garantieren. Wäre keine Organentnahme geplant, würde man auch den Körper in den Sterbeprozess gleiten lassen."[4] In ihrem Buch „Leben durch den Tod", das sich kritisch mit der Praxis von Organtransplantationen auseinandersetzt, berichtet die wissenschaftliche Mitarbeiterin des Instituts für Allgemeinmedizin und Familienmedizin der Privaten Universität Witten/Herdecke von einem „extremen Fall", bei dem sich ein solches Szenario über eine Woche hingezogen habe.[5]

In vielen Ländern haben ähnlich paradoxe Szenarien und der Wunsch, die Zahl der Spenderorgane zu steigern, längst dazu geführt, dass dort neben den für hirntot erklärten Patienten noch eine andere Gruppe von Personen als Organspender in Betracht gezogen werden. Diese haben einen Herzstillstand erlitten und werden gemeinhin als „Non-heartbeating Donors" (NHBD) bezeichnet. Als maßgebliche Grundlage für die Organspende von NHBDs muss der „Uniform Declaration of Death Act" (UDDA) betrachtet werden, der 1981 in den Vereinigten Staaten von Amerika erlassen und anschließend von zahlreichen anderen Ländern übernommen wurde. Ausgearbeitet wurde der UDDA von einer von US-Präsident Jimmy Carter 1978 eingesetzten Kommission. Ziel der sogenannten President's Commission, deren voller Name „President's Commission for the Study of Ethical Problems in Medicine and Biomedical and Behavioral

Research" lautete, war es, die unterschiedlichen Todes-Definitionen, anhand derer Menschen in den einzelnen US-amerikanischen Bundesstaaten für tot erklärt wurden, soweit wie möglich zusammenzuführen und bundesweit zu vereinheitlichen.

Dabei einigte man sich schließlich auf folgende Formel: „Ein Individuum, das entweder (1) den endgültigen Verlust der Kreislauf- und Atemfunktion oder (2) den endgültigen Verlust aller Funktionen des gesamten Gehirns erlitten hat, inklusive des Hirnstamms, ist tot."[6] Diese Formel, der die meisten Bundesstaaten dann auch folgten und die auf den ersten Blick sehr restriktiv erscheint – vor allem dann, wenn man in Rechnung stellt, dass schon bald nach Veröffentlichung des Harvard-Reports im Jahr 1968 eine Debatte über den sogenannten Teilhirntod einsetzte –, litt jedoch an einem Zusatz, der dieser Definition direkt angehängt wurde und der lautete: „Die Definition des Todes hat in Übereinstimmung mit den akzeptierten medizinischen Standards zu erfolgen."[7] Mit anderen Worten: Was jeweils konkret als „endgültiger Verlust" betrachtet werden sollte, wurde durch den UDDA ebensowenig definiert wie die Verfahren, mit denen dieser nachgewiesen werden sollte.

Im Jahr 1992 entwickelte dann die Universität Pittsburgh im US-Bundesstaat Pennsylvania, die das weltweit größte Transplantationszentrum beherbergt, unter Berufung auf den UDDA das sogenannte „Pittsburgh-Protokoll". Es regelt die Explantation von Patienten mit infauster Prognose. Patienten mit einer infausten Prognose sind Menschen, für die es aufgrund ihres Krankheitsverlaufs nach menschlichem Ermessen keine Aussicht auf Heilung mehr gibt, deren Tod andererseits aber auch nicht unmittelbar bevorsteht. Sind sie zudem zum Weiterleben auf maschinelle Überstützung angewiesen, dann können sie, sofern sie den Wunsch äußern, zu sterben, nach dem Pittsburgh-

Protokoll narkotisiert und vom Beatmungsgerät getrennt werden. Dabei provoziert die Trennung vom Respirator bei der betreffenden Person einen Herzstillstand. Erfolgt dieser, wie beabsichtigt, tatsächlich, sieht das Pittsburgh-Protokoll weiter vor, dass die Ärzte, welche die Therapie abgebrochen haben, zwei Minuten verstreichen lassen müssen, um zu sehen, ob der Patient nicht doch spontan zu atmen beginnt. Tut er dies nicht, kann der Patient dem Protokoll zufolge für „tot" erklärt werden und – ohne dass bei ihm der „Hirntod" noch eigens festgestellt werden müsste – mit der Explantation seiner Organe begonnen werden.

Diese Art der Todesfeststellung, die von Medizinern auch als „kontrollierter Herztod" bezeichnet wird, wird zu Recht als unethisch kritisiert. Nach Ansicht von Hans Grewel, Professor für Evangelische Theologie an der Universität Dortmund und dort Experte für Medizinethik und Technikfolgenabschätzung, trickst das Pittsburgh-Protokoll die UDDA-Definition des Todes sogar regelrecht aus. Grewel: „Der Trick bei diesem Vorschlag besteht darin, dass die Frage der Irreversibilität des Herzstillstandes, ohne deren Diagnose eine Todesfeststellung gar nicht möglich ist, ausgeklammert wird. Es wird gar nicht erst geprüft, ob die Möglichkeit einer Wiederbelebung besteht. Man hat vereinbart, sie nicht zu nutzen."[8]

Ethisch problematisch ist dabei nicht in jedem Fall, dass bei einem Patienten, der nicht länger leben möchte und um den es derart schlecht steht, wie oben beschrieben, das Beatmungsgerät abgestellt wird und man ihn sterben lässt. Hat der Sterbeprozess bereits eingesetzt, dann verpflichtet – wie wir später noch genauer sehen werden – das ärztliche Ethos den Arzt keineswegs, sich mit seiner Kunst dem Lauf der Natur weiter in den Weg zu stellen. Moralisch verwerflich ist auch nicht, dass die Ärzte gar nicht erst versuchen, einen solchen Patienten wiederzubeleben, nachdem sie zuvor eine offensichtlich erfolglose Therapie eingestellt beziehungsweise abgebrochen haben. Ethisch verwerflich wäre hier vielmehr das Gegenteil. Unredlich und ethisch problematisch ist in solchen Fällen jedoch, dass Menschen für tot erklärt werden, um ihnen Organe entnehmen zu können, ohne sich strafbar zu machen. So ist die im Pittsburgh-Protokoll vorgeschriebene Wartezeit von zwei Minuten auch keineswegs der Annahme geschuldet, nach ihrem Verstreichen habe der Tod die Person tatsächlich ereilt. Sie stellt vielmehr ein Art Kompromiss dar. Auf der einen Seite soll sie sicher ausschließen, dass die Organe des Patienten durch zu langes Warten geschädigt werden, auf der anderen Seite soll mit ihr das Risiko möglichst gering gehalten werden, dass der Patient auf dem Operationstisch wieder zu atmen beginnt.

Wie ein Fall zeigt, über den auf dem Internet-Portal des Magazins „Der Spiegel" im Juni 2008 berichtet wurde, kann dies offenbar keinesfalls ausgeschlossen werden. Dem Bericht zufolge erlitt ein 45jähriger Mann in Paris auf offener Straße einen Herzinfarkt. Der Rettungsdienst, der vergeblich versuchte, den Mann an Ort und Stelle zu reanimieren, brachte ihn schließlich in die Pitié Salpêtrière-Klinik, eines von neun Krankhäusern, die sich in Frankreich an einer NHBD-Studie beteiligen. Wie die Journalistin Heike Le Ker auf „Spiegel-online" schreibt, lag der Mann, dessen „Herz keinen Schlag von allein tat", 90 Minuten später „im OP als Organspender". „Als die Chirurgen dann mit der Entnahme beginnen wollten, atmete der Totgeglaubte plötzlich wieder, und seine Pupillen reagierten auf Licht. Heute kann der Mann wieder sprechen und laufen."[9]

Wie Le Ker weiter berichtet, hätten sich nach dem Bekanntwerden dieses Falls mehrere Rettungssanitäter bei der Ethikkommission gemeldet, die die landesweite Studie begleitete. „Sie erinnerten sich an ‚Situationen, in denen eine Person, von deren Tod alle Beteiligten überzeugt waren, nach langen Reanimationsversuchen doch wieder aufgewacht ist'", zitiert Le Ker aus dem Bericht der Kommission. Bei diesen Fällen handele es sich zwar um „absolute Ausnahmen", doch könne man ihnen „im Laufe eines Arbeitslebens (...) durchaus begegnen."[10]

Organspenden von NHBDs sind mittlerweile nicht nur in den USA, Kanada und Australien erlaubt, sondern auch in vielen europäischen Ländern; so in den Niederlanden, Belgien, Österreich, der Schweiz, Spanien, Großbritannien, Norwegen und der Türkei.[11] Während in den USA acht Prozent der Organspenden von NHBDs stammen, sind es in der Schweiz bereits elf Prozent.[12] In den Ländern Europas erfolgt die Organspende von NHBDs meist nach dem 1995 entwickelten „Maastricht-Protokoll". Am Universitätsklinikum Maastricht werden bereits seit den 1980er Jahren auch „Herztoten" Organe entnommen.[13]

Wie das Pittsburgh-Protokoll verzichtet auch das Maastricht-Protokoll auf die Feststellung des Hirntods. Begründet wird dies hier mit der Behauptung, dass nach einem zehnminütigen Herzstillstand auch der Hirntod eingetreten sei. Laut der im niederländischen Leiden ansässigen Stiftung Eurotransplant kann ein Herzstillstand von zehn Minuten bei normaler Körpertemperatur als „Äquivalent zum Hirntod" betrachtet werden.[14] Deshalb kann nach dem Maastricht-Protokoll mit der Explantation von Organen begonnen werden, wenn das Elektrokardiogramm (EKG) über die Dauer von zehn Minuten eine Nulllinie zeigt. Anders als das EEG, bei dem die Hirnströme gemessen werden, erfasst das EKG die elektrischen Aktivitäten der Herzmuskelfasern. Während das EKG läuft, wird „bereits über einen Femoralis-Katheter mit der In-situ-Kühlung der Organe begonnen."[15]

Wie Robert Steinbrook, Korrespondent des renommierten „New England Journal of Medicine" im Juli 2007 berichtete, verabreichen Ärzte in den USA den NHBDs parallel zum Abbruch der künstlichen Beatmung zudem Heparin, das verhindern soll, dass sich bei dem Sterbenden Tromben bilden, die seine Organe schädigen. Dabei könne die Gabe von Heparin bei den Sterbenden Blutungen auslösen und so deren Leben verkürzen.[16] Binnen weniger Augenblicke wird auf diese Weise aus einem eben noch intensivmedizinisch betreuten Patienten ein Organspender, dessen Schädigung der Arzt, wenn auch nicht notwendig beabsichtigt, so doch bewusst in Kauf nimmt.

In Deutschland ist die Organentnahme von NHBDs dagegen verboten. Laut dem Transplantationsgesetz (TPG) dürfen einem vermeintlich herztoten Organspender nur dann Organe entnommen werden, wenn seit dem Herzstillstand mindestens drei Stunden vergangen sind oder bei der betreffenden Person zusätzlich der Hirntod diagnostiziert wurde. So heißt es unter § 3, Absatz 2 des Gesetzes etwa ausdrücklich: „Die Entnahme von Organen ist unzulässig, wenn nicht vor der Entnahme bei dem Organspender der endgültige, nicht behebbare Ausfall der Gesamtfunktion des Großhirns, des Kleinhirns und des Hirnstamms nach Verfahrensregeln, die dem Stand der Erkenntnisse der medizinischen Wissenschaft entsprechen, festgestellt ist."

Sowohl die Bundesärztekammer als auch die Fachgesellschaften für „Kardiologie – Herz- und Kreislaufforschung", „Neurologie" sowie die „Deutsche Transplantationsgesellschaft" lehnen bislang die Eurotransplant-These vom Hirntod-Äquivalent ab. In einer gemeinsamen Stellungnahme aus dem Jahr 1998, die den Titel „Organentnahme nach Herzstillstand" trägt und die von den vier damals amtierenden Präsidenten unterzeichnet wurde, heißt es ohne Umschweife: „Ein Herz- und Kreislaufstillstand von zehn Minuten bei normaler Körpertemperatur ist bisher nicht als sicheres ‚Äquivalent zum Hirntod' nachgewiesen und kann deshalb nicht die Todesfeststellung durch Nachweis von sicheren Todeszeichen ersetzen."[17]

Zudem müsse zwischen einer „biologisch unmöglichen Reanimation" und einer Wiederbelebung unterschieden werden, die abgebrochen oder unterlassen wurde. Eine „biologisch unmögliche Reanimation und damit der irreversible Herzstillstand kann bisher weder durch die Dauer noch durch andere Kriterien als die sicheren Todeszeichen nachgewiesen werden." Mit anderen Worten: Sicher tot ist der „Herztote" nicht bereits, wenn sein Herz aufgehört hat zu schlagen, sondern erst dann, wenn er die „sicheren Todeszeichen" aufweist.

Als „sichere Todeszeichen" kommen aber, wie der Chefarzt für Allgemein-, Viszeral- und Transplantationschirurgie Eckhard Nagel, Leiter des Transplantationszentrums des Klinikums Augsburg, schreibt, nur „Totenflecken, Totenstarre, Autolyse und Fäulnis" in Frage. Selbst „Totenblässe, Leichenkälte, Atemstillstand, Fehlen von Herz- und Pulsschlag" und anderes mehr könnten nur als mögliche, letztlich aber „unsichere Todeszeichen" gelten.[18] Wer sichere Todeszeichen aufweist, kommt jedoch aufgrund der langen Ischämiezeit als Organspender praktisch kaum noch in Betracht und ist für die Transplantationsmedizin daher allenfalls als Gewebespender noch von Interesse.

Positiv vermerkt und hervorgehoben werden muss daher hier, dass die Bundesärztekammer und drei medizinische Fachgesellschaften sich mit ihrer gemeinsamen Stellungnahme einer windigen Todesdefinition in den Weg stellen, die ihrer Ansicht nach wissenschaftlichen Ansprüchen nicht genügt. Und dies, obwohl niemand daran zweifelt, dass NHBDs den Mangel an Organspenden wenn auch nicht beheben, so doch spürbar verringern würden. Schätzungen zufolge lässt sich die Zahl der Transplantationen mittels der NHBDs entnommen Organe um „25 bis 42 Prozent erhöhen".[19] Hier zeigt sich erneut, dass der pauschal erhobene Vorwurf, Krankenhausärzte hätten auch in Deutschland bei Sterbenden nur noch deren Organe im Visier, unhaltbar und daher auch ungerechtfertigt ist.

Der Einsatz maßgeblicher Repräsentanten der deutschen Ärzteschaft muss allerdings auch schon deshalb so hoch bewertet werden, weil diese klare Position in den eigenen Reihen keineswegs überall geteilt wird. Ein Beispiel: Vor ein paar Jahren publizierte der Mainzer Transplantationschirurg Gerd Otto in der „Chirurgischen Allgemeinen Zeitung" unter der Überschrift „Nicht hirntot, aber reif für die Transplantation"[20] einen Beitrag, in dem er sich kritisch mit der Ermöglichung der Organspende von NHBDs auseinandersetzt. Der Grund: Die medizinischen Maßnahmen, die dabei zum Schutz der Organe des Patienten eingeleitet werden, nützten allein dem zukünftigen Empfänger der Organe, nicht aber dem Sterbenden selbst. Daher verletzten die lebensverlängernden Maßnahmen, die bei NHBDs ergriffen werden, einen Grundsatz des ärztlichen Ethos. Dieses erachtet nur Therapien für gerechtfertigt, die entweder ausschließlich oder zumindest auch demjenigen Patienten nutzen, der sie erduldet.

In der folgenden Ausgabe derselben Zeitschrift warfen die beiden Göttinger Transplantationsmediziner Clemens Gerstenkorn und Thomas Lorf unter der Überschrift „Dringend mehr Organspender benötigt"[21] Otto daraufhin vor, er sorge für „öffentliche Panikverbreitung und Verunsicherung", die nicht dazu beitrage, die Wartezeiten potentieller Organempfänger zu verkürzen. Auf die von Otto angesprochene ethische Problematik gingen die beiden überhaupt nicht ein. Ziel müsse vielmehr die „Erweiterung des Spenderpools" sein, um den „Bedarf an dringend notwendigen Organen zur Transplantation zu decken."[22]

Wohin Menschen gelangen können, wenn sie weder das ärztliche Ethos noch die Forderung nach einer über substantielle Zweifel erhabenen Todesfeststellung für wichtig erachten, sondern meinen, den Fokus allein auf die „Erweiterung des Spenderpools" und die Deckung des Bedarfs an „dringend notwendigen Organen zur Transplantation" richten zu dürfen, zeigt ein im Mai 2010 in der Zeitschrift „Bioethics" erschienener Beitrag. In ihm fordern der rumänisch-australische Bioethiker Julian Savulescu, Direktor des „Uehrio Zentrum für Praktische Ethik" an der Universität Oxford, und sein Mitarbeiter Dominic Wilkinson nichts weniger, als dass Krankenhausärzte künftig auch Wachkoma-Patienten, Sterbende und irreversibel Bewusstlose töten sollten, um so die Anzahl und die Qualität transplantierbarer Organe zu steigern.[23]

Wie bei Utilitaristen üblich, begründen auch Savulescu und Wilkinson ihre Forderungen mit dem erwarteten Nutzen. Und der sei, wie die Autoren ausführen, gleich ein mehrfacher. So würde das Leiden derer gemindert, die entweder ohnehin dem Tod geweiht seien oder im Falle von Wachkoma-Patienten und anencephalen Neugeborenen vor sich „hinvegetierten". Auch ließen sich die Kosten, welche die extrem teure Intensivmedizin verschlinge, spürbar verringern, wenn Ärzte sich häufiger und schneller für einen Behandlungsabbruch entschieden. Statt diese Patienten einfach sterben zu lassen und ihre Organe mit ihnen „zu begraben" oder „zu verbrennen", sollte Ärzten daher die Euthanasie dieser Patienten zum Zwecke der Organentnahme erlaubt werden. Eine „Organ Donation Euthanasia" würde die Zahl der verfügbaren Organe maximieren helfen und zahlreiche Menschen vor dem ansonsten sicheren Tod bewahren.[24] Allein in Großbritannien, rechnen Savulescu und Wilkinson vor, könnten auf diese Weise pro Jahr rund 2.200 zusätzliche Organe gewonnen werden.[25]

Dass damit – nach der Legalisierung von Abtreibungen und dem Töten menschlicher Embryonen im Reagenzglas – das überkommene ärztliche Ethos, das es Ärzten immer schon verbot, Menschen zu töten, ein weiteres Mal auf den Kopf gestellt würde, dessen sind sich die Autoren, wie sie schreiben, durchaus bewusst. Nur Kopfschmerzen bereitet ihnen das erstaunlicherweise nicht. In ihrem schon wahnhaft zu nennenden Nützlichkeitsdenken ist für Ärzte, die sich selbst als sittliche Subjekte begreifen, überhaupt kein Platz. Deshalb halten sie den Arbeitsauftrag an Ärzte, potentielle Organspender vom Leben zum Tode zu befördern, so lange diese einem solchen Unterfangen nicht rechtzeitig und explizit widersprochen haben, bereits dann für gerechtfertigt, wenn damit „auch nur ein einziges Leben gerettet werden könnte".[26] Dass es für hartgesottene Utilitaristen wie Savulescu und Wilkinson weder einen Status gibt, der absoluten Respekt verdient, noch Handlungen, die prinzipiell unerlaubt wären, muss niemand richtig finden, aber gehört zur Kenntnis genommen. Für solche Exemplare der menschlichen Spezies zählt einzig und allein der Zweck. Und der heiligt dort, wo er nützt, jedes Mittel, einschließlich das des Tötens.

Aber selbst wenn man sich damit einverstanden erklärte, müsste man wohl anzweifeln, dass ein solches Konzept – würde es von der Politik für akzeptabel befunden – ernsthaft in der Lage wäre, die Bereitschaft von Menschen zu steigern, ihre Organe zu spenden. Dass dies bereits ausreicht, um ein unmoralisches Angebot zurückzuweisen, wie das, das Savulescu und Wilkinson hier machen, aber leider auch. Denn wie die Geschichte der noch jungen Biopolitik zeigt, die von der künstlichen Befruchtung und Selektion menschlicher Embryonen im Labor über die Forschung mit humanen embryonalen Stammzellen sowie der Erzeugung von Tier-Mensch-Wesen bis hin zum Klonen und Eingriffen in die menschliche Keimbahn reicht, erweisen sich die Parlamente fast überall in bioethischen Fragen nicht nur den genuin ethischen, sondern auch den bloßen Klugheitsargumenten gegenüber erstaunlich resistent.

Kapitel 10

Der Patient muss unbedingt sicher sein,
dass sein Arzt nicht sein Henker wird."

Hans Jonas
„Technik, Medizin und Ethik"

In dubio pro vita

Warum Ärzte Patienten sterbenlassen aber nicht töten dürfen.

Christoph Wilhelm Hufeland (1762–1863), ohne Zweifel einer der berühmtesten Ärzte des 19. Jahrhunderts, hätte Bioethiker wie Savulescu und Wilkinson vermutlich ebenso als Feinde der öffentlichen Ordnung wie des ärztlichen Ethos betrachtet. Denn Hufeland war Arzt mit Leib und Seele. Schon sein Vater, dessen Weimarer Praxis er übernahm und bis 1801 weiterführte, sowie sein Großvater hatten sich der ärztlichen Kunst gewidmet. Nach dem Studium und der Promotion in Göttingen, wo Hufeland der Freimaurerloge „Augusta zu den drei Flammen" beitrat und wenig später in den Bund der Illuminaten aufgenommen wurde, berief ihn Herzog Karl August im Alter von nur 31 Jahren als Honorarprofessor an die Universität Jena. Am Hofe des Sachsenherzogs machte er in Windeseile Karriere. Binnen nur vier Jahren stieg er dort vom Hofrat zum Hofmedikus auf und wurde zum Ordentlichen Mitglied der Preußischen Akademie der Wissenschaften gewählt.

Bei all dem erwarb sich Hufeland den Ruf eines undogmatischen, dem Neuen stets aufgeschlossen Mediziners. Das von ihm 1795 gegründete „Neue Journal der practischen Arzneykunde und Wundarztneykunst" entwickelte sich schnell zu einem Diskussionsforum für verschiedene alternative Therapien wie Akupunktur, Homöopathie und Wasserheilkunde.

1801 holte Friedrich Wilhelm III. Hufeland schließlich nach Berlin. Als königlicher Leibarzt betreute er fortan die Familie des preußischen Königs. 1806 wurde er Direktor und „Erster Arzt" der Berliner Charité. Als die Berliner Universität 1810 ihre Tore öffnete, übernahm Hufeland dort den Lehrstuhl für Spezielle Pathologie und Therapie. Daneben leitete er die Militärakademie sowie die Abteilung Gesundheitswesen des preußischen Innenministeriums. Er forderte staatliche Hygienegesetze und die Einführung der Gesundheitsfürsorge in öffentlichen Schulen, initiierte die unentgeltliche Behandlung mittelloser Kranker, errichtete die erste Berliner Poliklinik, führte die Pockenimpfung in Preußen ein und ordnete das preußische Medizinwesen neu. Neben all dem behandelte er auch noch bis zu 40 Patienten pro Tag. Besonders am Herzen lag Hufeland, der in seiner Weimarer Praxis auch Goethe, Schiller, Herder und Wieland zu seinen Patienten zählen durfte und als Promi-Arzt ein ebenso gut bezahltes wie arbeitsscheues Leben hätte führen können, jedoch die Armenfürsorge. Als Mitglied der Armendirektion sorgte er sich darum, dass der Kranke durch die Therapien, die er benötigte, nicht verarmte. Um dieses Ziel zu erreichen, verfasste Hufeland sogar eigens ein Buch, in dem er besonders preisgünstige Therapien versammelte.[1]

Seine Abneigung gegenüber Dogmen und seine Aufgeschlossenheit für alles Neue hinderte den Freimaurer Hufeland jedoch keinesfalls, am überkommenen ärztlichen Ethos – das ja ebenso wie die Seele auch keine „Erfindung" des Christentums ist – festzuhalten. Im „Neuen Journal der practischen Arzneykunde und Wundarzneykunst" schrieb er 1806: „[Der Arzt] soll und darf nichts anderes thun, als Leben erhalten; ob es Glück oder ein Unglück sey, ob es Wert habe oder nicht, dies geht ihn nichts an. Und maßt er sich einmal an, diese Rücksicht in sein Geschäft aufzunehmen, so sind die Folgen unabsehbar, und der Arzt wird der gefährlichste Mann im Staat."[2]

Auch heute wissen sich Ärzte diesem Ethos immer noch überwiegend verpflichtet. Was allerdings nicht bedeutet, dass die Zustimmung zu diesem Ethos innerhalb der Ärzteschaft nicht längst zu bröckeln begonnen hätte. Laut einer im Juli 2010 veröffentlichten Umfrage, die das Institut für Demoskopie Allenbach im Auftrag der Bundesärztekammer unter 527 Ärzten in Deutschland durchgeführt hat, lehnen 61 Prozent der Befragten eine Unterstützung des Suizids kategorisch ab. 37 Prozent jedoch gaben an, dazu unter bestimmten Bedingungen bereit zu sein.[3]

Dass Ärzte nichts anderes tun sollen, als Leben zu erhalten, bedeutet freilich nicht, dass sie auch schon verpflichtet wären, das Leben eines Menschen um jeden Preis zu erhalten. Im Gegenteil: „Sterben", heißt es bei dem deutsch-amerikanischen Schriftsteller Stephan Lackner, „gehört zu den Spielregeln". Und es ist ein offenes Geheimnis, dass nicht jeder Arzt diese „Spielregel" gleich gut akzeptieren kann. „Der Tod – jeder einzelne Tod – ist eine Niederlage in dem Kampf, in dem meine Kollegen und ich täglich, allnächtlich stehen. Der Tod hat auf unserer Station nichts suchen. Er ist hier Persona non grata. Er ist unser Feind. Und obwohl wir wissen, dass er doch umgeht und uns letztlich immer besiegt, wollen wir davon nichts wissen", schrieb vor einigen Jahren ein Assistenzarzt, der aus Angst vor Repressalien anonym blieb, in einem aufsehenerregenden Zeitungsbeitrag, in dem er sich kritisch mit der heutigen Intensivmedizin auseinandersetzte.[4] Vom elften Gebot, das unsichtbar über den Betten der Patienten stehe und laute: „Du sollst nicht sterben", war darin ebenso die Rede wie vom Verfall der „hippokratischen Kunst", die als „Heilkunst" begonnen habe und nun als „Kunst des Krieges gegen den Tod" ende. Mit dem Patienten als „Opfer".[5]

Der Philosoph Robert Spaemann fordert denn auch zu Recht, Ärzte dürften ihren Patienten nicht „gewaltsam am Sterben hindern".[6] Weil der menschliche Organismus jedoch mehr als eine bloß biochemische Maschine ist und die Medizin – anders als etwa die Chemie – keine exakte Wissenschaft ist, sondern vielmehr eine Kunst, ist es in der Praxis auch selbst für erfahrene Ärzte keineswegs leicht, den „point of no return", mit dem das Sterben eines Patienten einsetzt und ab dem jede weitere auf Heilung angelegte Therapie sein Leiden zu verlängern droht, jeweils rechtzeitig zu erkennen.

Zwar lässt sich „das Sterben" als „Erlöschen der Vitalfunktion mit infauster, das heißt hoffnungsloser Prognose"[7] theoretisch hinreichend gut definieren. Doch lässt sich in der Praxis nur selten mit Gewissheit sagen, „dass eine Therapie, die oft geholfen hat, ab einem gewissen Stadium nicht mehr helfen wird", beziehungsweise, dass das, was drei oder vier Mal vergeblich versucht worden ist, beim fünften oder sechsten Mal nicht doch wirken würde."[8]

Mit anderen Worten: Nicht jede Diagnose, die sich hinterher als Fehldiagnose herausstellt, war auch zu dem Zeitpunkt, zu dem sie gestellt wurde, schon vermeidbar, und nicht jede Therapie, die nicht anschlägt, deshalb auch schon bloßer medizinischer Aktionismus im Kampf gegen den Tod. Wer daher kritisiert, dass Ärzte etwas ethisch Zulässiges versucht haben, bloß weil es am Ende nicht von Erfolg gekrönt war, der muss auch Lehrern und Professoren vorwerfen, dass sie immer noch versuchen, Schüler und Studenten zu unterrichten. Denn auch hier gilt: Was üblicherweise zum Erfolg führt, kann im Einzelfall durchaus ohne jede Wirkung bleiben.

Selbstverständlich gibt es Fälle, in denen es zum Beispiel ethisch geboten ist, einem Sterbenden kein kreislaufstabilisierendes Mittel mehr zu geben und sich nur noch auf das Lindern von Schmerzen und das Trösten zu beschränken, also auf jene beiden ärztliche Tätigkeiten, die neben dem Heilen zu den „drei klassischen Zielsetzungen ärztlicher Kunst“[9] gehören. Ethisch richtig handelt in solchen Fall jedoch nur der Arzt, der zuvor zu der Überzeugung gelangt ist, dass der Patient bereits zu sterben begonnen hat.

Denn so sehr manche Ärzte auch zu Übertherapien neigen mögen, so sehr übersehen medizinische Laien oft, dass nicht nur Aufnahme und Fortsetzung einer Therapie begründungspflichtig sind, sondern auch ihr Abbruch. Laut Enrique Prat, Geschäftsführer des Instituts für Medizinische Anthropologie und Bioethik (IMABE) in Wien, der auch ein Verfechter der Hirntod-Konzeption ist, müssen für jede ethisch vertretbare Therapiereduktion grundsätzlich drei Bedingungen erfüllt sein. Erstens: Der Krankheitsprozess muss „weit fortgeschritten“ sein. Zweitens: Es darf keine „erprobte therapeutische Maßnahme“ existieren, die noch „eine wissenschaftlich halbwegs gesicherte Aussicht auf Erfolg“ besitzt. Und schließlich: „Es sind unerwünschte (gefährliche) Nebenwirkungen zu erwarten.“[10]

Weil die Feststellung, dass alle drei Bedingungen im konkreten Fall erfüllt sind, eine Kompetenz erfordert, die nur der behandelnde Arzt besitzen kann, ist es für Hinzutretende – zumal für den medizinischen Laien – oft so gut wie unmöglich zu erkennen, ob ein Patient im Spaemannschen Sinne tatsächlich durch eine aufrechterhaltene Therapie am Sterben gehindert wird oder ob der Arzt bloß seiner Pflicht nachkommt, das Leben des Patienten zu erhalten, und sich weigert, „Rücksichten“ in sein Geschäft aufzunehmen, von denen Hufeland meinte, sie – oder genauer die Folgen, die sie zeitigen könnten – seien geeignet, den Arzt „zum gefährlichsten Mann im Staate“ zu machen.

Was unter diese Rücksichten im Zusammenhang mit unserem Thema, der Hirntod-Konzeption und der Organtransplantation, alles gerechnet werden muss, davon wird noch zu reden sein. Zunächst wollen wir uns auf die Frage beschränken, warum eigentlich der Arzt nicht anderes tun soll und darf, als Leben zu erhalten. Diese in hohem Maße aktuelle Frage stellt sich nämlich keineswegs ausschließlich bei für hirntot erklärten Patienten, die Hufeland – weil die künstliche Beatmung noch nicht realisiert worden war – nie zu Gesicht bekam. Sie stellt sich vielmehr auch auf anderen medizinischen Feldern, die heute als „ethisch umstritten" gelten: Abtreibung, künstliche Befruchtung und Euthanasie.

Grundsätzlich kann man sich der Frage, warum der Arzt ausschließlich Leben erhalten soll, auf zwei Wegen nähern. Der eine besteht darin, vom genauen Gegenteil der Lebenserhaltung – nämlich seiner Vernichtung – auszugehen und zu fragen, ob diese überhaupt gerechtfertigt werden kann, und falls ja, unter welchen Bedingungen dies dann auch dem Arzt erlaubt sein könne. Der zweite Weg besteht darin, genauer in den Blick zu nehmen, was eigentlich das Wesen der Medizin ausmacht, und worin folglich die Aufgabe desjenigen besteht, der sich ihr verschreibt.

Da über den ersten Weg schon so viel gesagt und geschrieben wurde, dass jedes weitere Wort eine bloße Wiederholung wäre, wollen wir uns auf letzteren beschränken. In seinem bislang wenig beachteten Essay „Ärztliche Kunst und menschliche Verantwortung"[11] behauptet der jüdische Technikphilosoph Hans Jonas, die „ärztliche Kunst" nehme im Vergleich mit anderen Künsten eine „Sonderstellung" ein; ja mehr noch, sie sei sogar „einzigartig unter den Künsten". Während nämlich jede andere Kunst darauf aus sei, bestimmte Objekte herzustellen, so etwa die „Baukunst" auf die Herstellung eines Bauwerkes, gehe es bei der „Heilkunst" statt um die Schaffung von Objekten um „die Wiederherstellung eines Zustandes". Wo andere Künste mit den hergestellten Objekten zudem Zwecke verfolgten, die über diese selbst hinauswiesen – so etwa, wenn ein Gebäude Menschen als Behausung oder als Arbeitsplatz dienen soll –, sei der Kunst des Arztes der „Zweck durch den Selbstzweck seines Objektes vorgegeben." Während bei den anderen Künsten der Ausgangsrohstoff indifferent sei und sich durch eine gewisse „Fremdheit" auszeichne, die zwischen ihm und dem Zweck herrsche, zu dem er be- oder verarbeitet wird – der Beton besitzt mit dem Haus, das mit ihm errichtet wird, tatsächlich nur wenig Ähnlichkeiten –, sei der „Rohstoff" des Arztes immer schon „das Letzte und Ganze, nämlich der Patient". Mit dessen „Eigenziel" müsse sich der Arzt identifizieren. Dieses Ziel aber – die Gesundheit nämlich – werde von der Natur definiert. Folglich gebe es bei der ärztlichen Kunst für den Arzt hier gar „nichts zu definieren". Als Künstler könne der Arzt lediglich die „Methode" festlegen, auf der sich das von der Natur vorgegebene Ziel im konkreten Fall am Sichersten erreichen lässt.[12]

Tatsächlich sind die Ziele, die der Arzt verfolgt, wenn er an das Bett eines Kranken tritt – bereit, seine Kunst auszuüben –, von einer ganz anderen Art als die, welche der Architekt verfolgt, wenn er an sein Reißbrett tritt. Wo der Architekt, wenn er etwa die Baumaterialien auswählt, diese erst mit einem Ziel versieht, das ihnen selbst nicht innewohnt, werden die Ziele, die der Arzt zu erreichen sucht, ihm von seinen Objekten selbst vorgegeben. Wenn der Arzt beispielsweise mehrere gebrochene Knochen richtet, so ordnet er diesen Knochen – anders als der Architekt dem Beton – keine Funktion zu, sondern versetzt sie vielmehr in die Lage, die Ziele, die ihnen von Natur aus vorgegebenen sind, wieder erreichen zu können, und sorgt so dafür, dass sie die Funktion, die sie von Natur aus besitzen, wieder erfüllen zu können.

Das liegt daran, dass der menschliche Organismus, das Objekt der ärztlichen Kunst, kein künstliches Ding ist, wie etwa das Haus, welches der Architekt entwirft, sondern ein „Naturding". Als solches trägt der menschliche Organismus seine Ziele bereits in sich. Im Grunde genommen basiert die gesamte Tätigkeit des Arztes darauf, diese Ziele zu respektieren. Mehr noch: Indem der Arzt Störungen beseitigt und die natürliche Ordnung des durch Krankheit und/oder Verletzungen in Unordnung geratenen Organismus wieder herstellt, macht er sich die Ziele, nach denen der menschliche Organismus und seine Teile von Natur aus streben, selbst zu eigen und legt sie seinem Handeln zugrunde. Sie bilden also gewissermaßen den Ausgangs- und den Endpunkt allen ärztlichen Handelns.

Vor diesem Horizont muss eine Debatte, die den Eindruck erweckt, bei ärztlichen Handlungen ließe sich nicht sauber zwischen Sterbenlassen und Töten unterscheiden, als artifiziell gelten. Denn so lange der Arzt mit seinen Interventionen das Ziel verfolgt, das Leben des Patienten zu erhalten, so lange er also von außen dasselbe erstrebt, wonach der Organismus von innen her strebt, kommt er – selbst im Falle des Misserfolges – nicht einmal in die Nähe des Tötens.

Das Sterbenlassen eines Patienten ist dann nichts anderes als das Eingeständnis des Arztes, mit seiner Kunst an ein Ende gelangt zu sein. Wo der Organismus eines Patienten derart in Unordnung geraten ist, dass es dem Arzt unmöglich gemacht wird, dessen ursprüngliche Ordnung zumindest so weit wiederherzustellen, dass ein Erlöschen der Vitalfunktion verhindert wird, da gibt es für den Arzt zwar noch etwas zu tun, aber eben nichts mehr zu heilen. Und weil überhaupt niemand moralisch verpflichtet ist, etwas zu tun, das seine Möglichkeiten übersteigt, ist es auch dem Arzt erlaubt, einen Patienten dann sterbenzulassen und sich auf das Lindern von Schmerzen und das Trösten zu beschränken.

Dagegen wirkt das Töten dem, wonach der Organismus von Natur aus strebt, entgegen, übertrumpft es und setzt es außer Kraft. Es ist gar nicht erforderlich, das Töten moralisch zu bewerten, um einzusehen, dass es mit der ärztlichen Kunst gänzlich unvereinbar ist. Denn wenn ärztliches Handeln auf die Wiederherstellung der Gesundheit eines erkrankten Organismus zielt, dann ist die Vernichtung dieses Organismus der krasseste Verrat am Wesen des Arztberufes, der sich denken lässt.

Wenn auch das Ergebnis – nämlich ein toter Patient – jeweils das Gleiche ist, so unterscheidet sich das Sterbenlassen eines Patienten durch den Arzt vom Töten durch denselben diametral.

Neben der Tötungshandlung gibt es freilich noch andere Handlungen, die mit dem ärztlichen Ethos unvereinbar sind. Für Jonas zum Beispiel sind sowohl die Tätigkeiten des Schönheitschirurgen als auch die des Reproduktionsmediziners im Grunde genommen gar keine ärztlichen Tätigkeiten. Denn sie gehen über die Norm der Zielsetzung, welche die Natur dem Arzt vorgebe, weit hinaus. Im Fall der Sterilisierung, die Jonas als „Organverstümmelung" bezeichnet, seien derart unärztliche Tätigkeiten sogar „antimedizinisch".[13]

Dass Ärzte nicht nur ihre eigene Tätigkeit früh als Kunst verstanden haben, sondern auch immer schon zwischen ärztlichem und unärztlichem Verhalten unterschieden haben und ferner davon überzeugt waren, dass nicht einmal der ausdrückliche Wunsch des Patienten sie verpflichten könne, unärztlich zu handeln, davon zeugt nichts so sehr wie der Hippokratische Eid, dem wir schon im 5. Kapitel begegnet sind. Laut dem katholischen Moraltheologen

Manfred Balkenohl, der sich eingehend mit dem Hippokratischen Eid auseinandergesetzt und unlängst eine Neuübersetzung vorgelegt hat, handelt es sich bei dem Eid genauerhin um ein Gebet, das Hippokrates seine Schüler sprechen ließ. Mit ihm schworen die jungen Ärzte unter Anrufung der griechischen Heilgötter, die erlernte Kunst ausschließlich zum Nutzen und niemals zum Schaden ihrer Patienten einzusetzen. Die entscheidende Passage lautet: „Nie werde ich jemanden, auch auf Verlangen nicht, ein tödlich wirkendes Gift geben und auch keinen Rat dazu erteilen; gleicherweise werde ich keiner Frau ein fruchtabtreibendes Mittel geben: Heilig und fromm werde ich mein Leben bewahren und meine Kunst."[14]

Zu den Besonderheiten der Heilkunst gehört nicht nur, dass das Objekt des ärztlichen Handelns ein Naturding ist, sondern auch, dass dieses spezielle Naturding niemals bloß Objekt ist. Weil der menschliche Organismus nämlich zugleich immer auch der Körper einer Person ist, ist das Objekt des Arztes immer auch zugleich Subjekt, wie der Arzt selbst. Anders als die Objekte jedes anderen Künstlers, ist das Objekt des Arztes diesem wesensgleich.

Dass der Patient als Objekt des ärztlichen Handelns diesem wesensgleich ist, hat ebenso wie die Tatsache, dass dem Arzt seine Ziele von der Natur vorgegeben werden, erhebliche praktische Konsequenzen. So findet zum Beispiel das Arzt-Patient-Verhältnis, in dessen Mittelpunkt der – wie Juristen sich ausdrücken – „Behandlungsvertrag" steht, den der Patient ebenso schrift- wie wortlos mit dem Arzt abschließt, wenn er sich bei ihm in Behandlung begibt, in der Wesengleichheit von Arzt und Patient seinen tiefsten Grund. Aus ihr ergibt sich ferner die Pflicht des Arztes, seinen Patienten über die möglichen Folgen einer Therapie aufzuklären und vor deren Aufnahme dessen Einwilligung einzuholen.

Dass der Patient nicht einfach bloß Objekt der ärztlichen Kunst, sondern Subjekt ist, verbietet es dem Arzt auch, den Patienten gegen dessen erklärten Willen zu therapieren. Und zwar selbst dann, wenn das Leben des Patienten durch dessen Weigerung, in eine medizinisch indizierte Therapie einzuwilligen, gefährdet wird. Denn das Leben ist zwar ein sehr hohes, aber keinesfalls das höchste Gut.

Das zeigt sich zum Beispiel darin, dass Menschen überall auf der Welt Menschen bewundern, die ihr eigenes Leben aufs Spiel setzen, um das Leben anderer Menschen zu retten oder zu beschützen. Wäre das Leben nicht nur ein hohes, sondern das höchste aller Güter, müssten wir zum Beispiel für Ärzte in Seuchengebieten, Feuerwehrmänner, Berg- und Seenot-Retter, Sanitätssoldaten und Personenschützer statt Bewunderung bestenfalls Mitleid empfinden.

Dass der Arzt sich nicht einfach über den Willen des Patienten hinwegsetzen darf, bedeutet jedoch weder, dass der Wille des Patienten den alleinigen oder alles entscheidenden Maßstab für das ärztliche Handeln markiert, noch dass dieser Wille selbst einer moralischen Bewertung prinzipiell entzogen wäre. Es bedeutet nur, dass das, was der Organismus des Patienten von Natur aus erstrebt, einerseits dem ärztlichen Handeln zwar eine klare Richtung vorgibt, den Arzt andererseits aber keinesfalls verpflichtet, diese Richtung unter allen Umständen auch bis zum Schluss zu verfolgen. Wer etwas anderes behauptet, müsste für Zwangsbehandlungen plädieren und liefe Gefahr, entweder die Natur oder aber das Leben zu mystifizieren.

Wie komplex das ärztliche Ethos einerseits und wie praktikabel es anderseits dennoch ist, lässt sich am besten anhand eines Fallbeispiels zeigen: Ein Arzt diagnostiziert bei einem Patienten einen Tumor. Nach weiteren, eingehenden Untersuchungen kommt er zu dem Ergebnis, dass der Tumor chirurgisch entfernt werden kann und muss, um die Bildung von Metastasen zu verhindern. Der Patient gehört der Glaubensgemeinschaft der Zeugen Jehovas an. Im Gespräch mit dem Arzt erläutert er diesem, dass er aufgrund seines Glaubens lieber auf dem Operationstisch verbluten würde, als eine Transfusion mit Blut eines fremden Spenders hinzunehmen. Der Arzt führt daraufhin aus, dass die Operation viel Zeit in Anspruch nehmen werde und er nicht ausschließen könne, dass der Patient in ihrem Verlauf so viel Blut verliert, dass zuvor angelegte Eigenblut-Konserven möglicherweise nicht ausreichen, um den Blutverlust zu kompensieren. Falls der Patient nicht auch einer Transfusion mit Spenderblut zustimme, könne er für dessen Leben nicht garantieren. Er bittet den Patienten, sich das Ganze in Ruhe noch einmal zu überlegen, und ihm seine Entscheidung am darauffolgenden Tag mitzuteilen. Am nächsten Tag meldet sich der Patient bei dem Arzt mit der Bitte um einen OP-Termin und teilt ihm mit, dass er trotz seiner Erläuterungen nicht in eine Transfusion mit fremdem Spenderblut einwilligen könne. Der Arzt lehnt daraufhin eine Operation des Patienten ab und empfiehlt ihm, sich andernorts in Behandlung zu begeben.

Die Entscheidung des Arztes mag unpopulär sein, aber sie ist – ethisch betrachtet – in diesem konkreten Fall die einzig richtige. Denn würde der Arzt den Patienten wunschgemäß operieren und im Falle des Falles auf eine Transfusion mit Spenderblut verzichten, liefe er Gefahr, den Patienten durch Unterlassen zu töten. Verabreicht er ihm statt dessen, entgegen dessen ausdrücklichen Wunsch, das Blut eines fremden Spenders, um den Blutverlust zum kompensieren, würde er den Patienten zum Objekt degradieren. Anders formuliert: Der Wille des Patienten ist für den Arzt durchaus beachtlich und keinesfalls übergehbar. Folgen darf der Arzt diesem Willen jedoch nur, wenn er mit dem, was medizinisch indiziert ist, vereinbar ist und dem Arzt durch ihn kein unethisches Handeln aufgenötigt wird.

Nun wird der eine oder andere an dieser Stelle möglicherweise einwenden, dass der Patient, dessen Tumor nicht operiert wird, höchstwahrscheinlich an diesem sterben werde, und dem Arzt, der sich weigert, ihn zu operieren, eine Mitschuld zuweisen wollen. Doch das wäre falsch. Denn einmal weigert sich der Arzt ja gar nicht, den Patienten zu operieren, ihn von dem Tumor zu befreien und ihn vor dem Tod, den dieser verursachen könnte, zu bewahren. Er weigert sich nur, diese Operation unter Bedingungen durchzuführen, die medizinisch nicht indiziert sind, ihren Erfolg gefährden und ihn in eine Situation brächten, in der er entweder den Willen des Patienten missachten oder aber unärztlich handeln müsste.

Für ein solches Unterlassen gilt daher, was der katholische Moraltheologe Eberhard Schockenhoff, Befürworter der Hirntod-Konzeption und Mitglied des Deutschen Ethikrates, in anderem Zusammenhang feststellt, wenn er schreibt: „Wo der Unterlassende auf ein aktives Handeln verzichtet, weil er zwar physisch aber nicht moralisch dazu in der Lage wäre, kann ihm dies nicht als Nicht-Erfüllung einer bestehenden Pflicht angerechnet werden."

Anders formuliert, es gibt überhaupt keine Pflicht, die den Arzt veranlassen könnte, so zu handeln, wie sich das der Patient in unserem Falle wünscht. Im Gegenteil: Es gibt nur die Pflicht, dies zu unterlassen. Und das aus doppeltem Grund. Der Respekt vor der Würde des Patienten verbietet es dem Arzt zunächst, diesen gegen seinen Willen auf eine Weise zu behandeln, die zwar medizinisch indiziert wäre, den Patienten aber zu einem bloßen Objekt degradieren würde. Sodann verbietet es das ärztliche Ethos dem Arzt, dem Wunsch des Patienten zu folgen und ihn auf eine medizinisch nichtindizierte Weise zu operieren, und im Falle des Falles die Verantwortung für einen prinzipiell vermeidbaren Fehlschlag an diesen zu delegieren und auf ihn abzuwälzen.

Die Subjekt-Subjekt-Beziehung des Arzt-Patient-Verhältnisses erlaubt es dem Arzt einerseits nicht, sich über den Wunsch des Patienten hinwegzusetzen, andererseits verbietet sie ihm, das Subjekt, das er selbst ist, unter Missachtung sittlicher Pflichten zum bloßen Erfüllungsgehilfen der Wünsche des Patienten zu machen.

Dies gilt keineswegs nur für die Arzt-Patient-Beziehung, sondern für alle Beziehungen zwischen sittlichen Subjekten. Genauso müsste ein Architekt die Arbeit an der Planung eines Hauses niederlegen, wenn der Bauherr auf einer Deckenkonstruktion beharrt, die nach Berechnungen des Statikers die Gefahr eines Einsturzes wahrscheinlich macht und der Bauherr jeden alternativen Vorschlag ablehnt. Wenn der Bauherr aufgrund der Weigerung des Architekten dann unter einer Brücke Zuflucht suchte und dort erfröre, wird auch niemand den Architekten für dessen Tod verantwortlich machen wollen. Denn: „Für die Folgen moralisch gebotener Unterlassungen ist niemand verantwortlich."[15]

Was hier völlig klar und einsichtig zu sein scheint, wird heute in der Praxis allerdings zunehmend negiert. So wird derzeit zum Beispiel sowohl in Großbritannien als auch in der Parlamentarischen Versammlung des Europarates laut darüber nachgedacht, das Weigerungsrecht von Ärzten, etwa an vorgeburtlichen Kindstötungen mitzuwirken, massiv einzuschränken. In Belgien sind Ärzte, die sich weigern, Patienten auf deren Verlangen zu töten, bereits gesetzlich verpflichtet, diesen Kollegen zu nennen, die sich dazu bereitfinden.

Problematisch, wenn auch nicht in gleichem Maße, ist auch das neue Gesetz, das in Deutschland die Verbindlichkeit von Patientenverfügungen regelt. Mit ihnen können Patienten bereits im voraus einen Arzt verpflichten, medizinisch indizierte Handlungen zu unterlassen und sie dadurch an Erkrankungen sterben zu lassen, die an sich nicht tödlich sind.

So kann beispielsweise ein Patient schriftlich jeden ärztlichen Eingriff untersagen für den Fall, dass bei ihm einmal Demenz oder ein Koma diagnostiziert wird, und den Arzt auf diese Weise zum Beispiel daran hindern, eine therapierbare Lungenentzündung zu behandeln. Vor ein echtes ethisches Problem wird sich der Arzt dabei immer dann gestellt sehen, wenn der Patient – anders als der Tumorpatient in unserem Beispiel – nicht mehr einwilligungsfähig ist, sei es, weil die Demenz bereits weit fortgeschritten ist, sei es, weil der Arzt erst auf den Patienten trifft, wenn dieser tatsächlich im Koma liegt.

Man übertreibt sicher nicht, wenn man hinter solchen Gesetzesinitiativen jeweils mehr oder weniger offensichtliche Versuche erblickt, Ärzte dazu zu bewegen, die Urteile, mit denen Patienten ihr eigenes Leben bewerten, zum ausschließlichen Maßstab für das ärztliche Handeln zu machen. Nichts aber widerspricht dem ärztlichen Ethos mehr, als wenn ein Arzt Werturteile über das Leben seiner Patienten fällt.

Denn da das Leben keine Eigenschaft, sondern die Existenzweise alles Lebendigen ist, fällt, wer immer das Leben eines Menschen bewertet, letztlich ein Urteil darüber, ob dieser Mensch sein darf oder nicht. Kein Mensch aber hat das Recht darüber zu befinden, ob ein anderer Mensch wert ist, zu existieren oder nicht. Ein solches Urteil stellt immer eine schreckliche Anmaßung dar. Nirgendwo aber ist die Anmaßung entsetzlicher, als bei denjenigen, die in besonderer Weise Verantwortung für das Leben desjenigen tragen, das sie bewerten.

Dabei macht es letztlich keinen Unterschied, ob der Arzt sich unabhängig von dem Urteil des Patienten anmaßt, ein Urteil über den Wert zu bilden, den dessen Existenz besitzt, oder ob er sich statt dessen das Urteil des Patienten, mit dem dieser sein Leben bewertet, zu eigen macht. Als Mitmensch und noch mehr – wobei eine Steigerung hier strenggenommen gar keinen Sinn macht – als Garant muss er sich jeden Urteils enthalten. Tut er dies nicht, nimmt er – wie Hufeland es nennt – „Rücksichten" in sein Geschäft auf, deren Folgen unabsehbar sind und die den Arzt zum „gefährlichsten Mann im Staate" machen.

Man muss nicht erst die Greueltaten von NS-Ärzten erneut in Erinnerung rufen, um einzusehen, wie Recht Hufeland damit bereits ein Jahrhundert zuvor hatte. Es reicht sich vorzustellen, was es bedeuten würde, wenn der für hirntot befundene Patient nicht tatsächlich tot wäre, wenn ihm lebenswichtige Organe entnommen werden, um mit ihnen das Leben eines anderen Patienten zu verlängern.

Die Forderung, dass der Arzt sich nicht anmaßen darf zu beurteilen, ob das Leben eines Patienten (noch) einen Wert hat, und sich auch nicht von dessen eigenen Urteil korrumpieren lassen darf, schützt nicht nur das Leben des Patienten am besten. Es schützt auch den Arzt am sichersten davor, angesichts des Leids, das ihm begegnet, Verantwortung auf sich zu nehmen, die er weder besitzt, noch tragen kann.

In seinem Anfang 2010 erschienenen Buch „Wie wollen wir sterben?" fordert der Arzt Michael de Ridder sowohl die Legalisierung des ärztlich assistierten Suizids als auch die Einführung der „Tötung auf Verlangen". Sein Argument: „Neben all ihren Errungenschaften und Leistungen" habe „die moderne Medizin" auch beängstigende und grausame Existenzweisen hervorgebracht, in die Menschen ohne sie nie geraten wären, weil sie zuvor eines natürlichen Todes gestorben wären." „Sich angesichts dieser janusköpfigen Entwicklung darauf zu berufen, als Arzt allein ‚Anwalt des Lebens' zu sein", sei „wohlfeil" und zeuge „von einem allzu eng ausgelegten, weil wenig differenzierenden Verantwortungsbewusstsein", das der „Not und Verzweiflung mancher Patienten nicht gerecht" werde.[16]

Es ist aber genau umgekehrt. Wer sich als Arzt damit begnügt, „Anwalt des Lebens" zu sein, hat gar kein unterentwickeltes Verantwortungsbewusstsein, sondern lehnt es lediglich ab, Verantwortung für etwas zu übernehmen, für das er keine hat und auch nicht tragen kann. Der einzelne Arzt trägt weder Verantwortung für „janusköpfige Entwicklungen" in der Medizin, noch ist er generell für das Leid verantwortlich, das ihm begegnet, noch kann er es immer schon aus der Welt schaffen; schon gar nicht, indem er anstelle des Leids den Leidenden aus der Welt schafft.

Wenn es stimmt, dass „die Kraftvollen", wie der FAZ-Redakteur Georg Paul Hefty kürzlich in einem Vortrag behauptete, „die Gebrechlichen nun einmal nicht leiden sehen" können,[17] dann wird das bei einigen durchaus auf ein fehlgeleitetes ästhetisches Empfinden zurückgeführt werden müssen. Bei anderen ist es die Folge eines überzogenen Verantwortungsgefühls. Lebensgefährlich sind beide.

Kapitel 11

Es ist niemals erlaubt, einen Menschen zu töten, um einen anderen zu retten."

Papst Johannes Paul II.
Botschaft zum Welttag der Kranken 2003

Das Prinzip Vorsicht

Wie die Transplantation lebenswichtiger Organe in Zukunft organisiert werden müsste, wenn man nicht darauf verzichten mag.

Das bloße Ziel, einem Patienten mittels der Transplantation eines fremden Organs zu einem längeren Leben zu verhelfen, ist als solches überhaupt nicht zu beanstanden. Im Gegenteil: Ein Arzt, der dieses Ziel verfolgt, hat zunächst einmal alle Argumente auf seiner Seite. Besteht doch das Ziel allen ärztlichen Handelns – wie wir bereits sahen – letztlich darin, das Leben seines Patienten zu erhalten und den Tod, obgleich er unausweichlich ist, so lange wie möglich von diesem fernzuhalten, ohne ihn zu quälen.

Solange dieses Ziel tatsächlich erreichbar erscheint, rechtfertigt dieses es auch, die erheblichen Risiken und Nachteile in Kauf zu nehmen, die für den Organempfänger mit der Transplantation fremder Organe verbunden sind. Zu ihnen gehört etwa, dass das Immunsystem des Empfängers mit einer natürlichen Abwehrreaktion auf das fremde Organ reagiert und nur durch die Gabe von Medikamenten, die es „überlisten", dazu gebracht werden kann, das Organ nicht abzustoßen. Die Nebenwirkungen dieser Medikamente sind so beachtlich, dass ihre Verabreichung in jedem anderen Zusammenhang vermieden werden müsste, um den Patienten nicht zu schädigen. Denn sie erhöhen nicht nur die Anfälligkeit des Patienten, an Infektionen zu erkranken, und steigern das Risiko einer Krebserkrankung, sondern führen langfristig zu einer Vergiftung von Nieren und Leber.[1]

Ethisch akzeptabel ist die Gabe sogenannter Immunsupressiva jedoch, weil hier weder von „passiver Sterbehilfe" noch von „Lebensverkürzung" die Rede sein kann. Das verlängerte Leben, das die Organtransplantation in Aussicht stellt, ist einfach nicht anders zu haben. Zumindest derzeit. Ob die Forschung mit induzierten pluripotenten Stammzellen (IPS-Zellen) es einmal ermöglichen wird, ganze Organe aus körpereigenen Hautzellen zu züchten, die vom Immunsystem des Empfängers als „eigene" erkannt würden und die folglich ohne die Gefahr der Abstoßung transplantiert werden könnten, darüber kann heute nur spekuliert werden. Eine Intensivierung der Forschung in diese Richtung wäre freilich wünschenswert. Nicht nur, weil dadurch dem Organmangel entgegengewirkt werden könnte, sondern auch, weil Hirntote dann als Organspender vermutlich überflüssig würden.

In jedem Fall aber müssen all jene Anstrengungen vermehrt werden, die klären helfen könnten, warum bei für hirntot erklärten Patienten Phänomene beobachtet werden können, die sich bei klassischen Leichen nicht beobachten lassen. Dass der künstlich beatmete Organismus des Hirntoten warm bleibt, Nahrung verarbeiten und verdauen kann, Wunden heilt, Kindern Wachstum ermöglicht und bei Frauen eine bestehende Schwangerschaft aufrechterhalten kann, lässt sich unmöglich ausschließlich auf die künstliche Beatmung des Organismus zurückführen.

Aus der Tatsache, dass ein Patient, bei dem der Hirntod diagnostiziert wurde, stirbt, wenn er nicht weiter künstlich beatmet wird, folgt nämlich keinesfalls, dass ein Hirntoter, bei dem die künstliche Beatmung eingestellt wird, Leben bloß noch simuliert. Davon könnte nur dann ausgegangen werden, wenn auch die klassische Leiche dieselben Phänomene aufweist, die der an den Respirator angeschlossene Hirntote zeigt, sobald sie künstlich beatmet würde.

Wer sich nicht mit der Annahme zufrieden geben will, dass der Respirator wie eine Prothese wirkt, die es dem Hirntoten ermöglicht – wie eingeschränkt und kurz auch immer – fortzuexistieren, der muss daher zeigen, dass alle diese Phänomene auch bei anderen Toten hervorgerufen werden können. Nur so kann sicher ausgeschlossen werden, dass diese Phänomene nicht als echte Lebenszeichen betrachtet werden müssen. Den Hirntoten bloß als tot zu definieren und jene Phänomene, die von niemandem ohne weiteres als Abwesenheit von Leben betrachtet werden können, für mit dem Tod vereinbar zu erklären, ist inakzeptabel.

Denn „ob jemand tot ist, hängt", wie der Düsseldorfer Philosoph Dieter Birnbacher – der nicht im Verdacht steht, ein Lebensrechtler zu sein – schreibt, „nicht davon ab, ob er jemandem tot erscheint oder von jemandem für tot erklärt wird",[2] sondern allein davon, ob er bereits tatsächlich gestorben ist. Ist er dies nicht, ist er ein Lebender und muss als solcher behandelt werden.

Lebenden aber dürfen keine lebenswichtigen Organe entnommen werden. So nahe sie dem Tod auch sein mögen, so lange sie die Schwelle des Todes nicht vollumfänglich überschritten haben, verbietet sich jede Entnahme lebenswichtiger Organe. Abgesehen davon, dass derjenige, der einwilligt, seine Organe zu spenden, dies bislang stets unter Voraussetzung tut, dass er zum Zeitpunkt der Organentnahme tatsächlich tot ist und nicht bloß für tot erklärt wurde, ist die Forderung, dass eine Entnahme lebenswichtiger Organe nur „post mortem" erfolgen kann, in einer humanen Gesellschaft unaufgebbar.

Wird sie nicht als Prinzip betrachtet, dem jedermann unbedingt Folge zu leisten hat, dann droht der Tod zu einer reinen Definitionsfrage zu werden. Was von einer solchen Definition erfasst wird und was nicht, wäre dann letztlich bloße Verhandlungssache. Was aber prinzipiell verhandelbar ist, muss auch verhandelbar bleiben. Denn es ist nicht einzusehen, warum eine Definition, die nicht der Wirklichkeit der Sache als solcher geschuldet ist, sondern auf die sich Menschen in einer bestimmten Epoche der Geschichte einigen, auch Menschen binden soll, die in anderen Epochen leben. Anders ausgedrückt: Was heute Menschen zweckmäßig erscheint, kann – wenn sich die Umstände ändern – schon morgen nicht mehr als zweckmäßig genug erscheinen. Und wie schnell das gehen kann, davon zeugen Vorschläge wie die von Savulescu und Wilkinson.

Viel wahrscheinlicher als dass eine Gesellschaft sich darauf verständigt, Menschen, deren Leben von einigen für lebensunwert erachtet wird, zu euthanasieren und ihre Organe an jene zu verteilen, deren Leben von diesen noch als lebenswert erachtet wird, ist, dass eine Gesellschaft sich darauf verständigt, Leben und Tod auf eine Weise zu definieren, die geeignet erscheint, sie – wie oberflächlich auch immer – vom Vorwurf der Tötung zu suspendieren.

Schon die erste Hirntod-Definition der Ad-hoc-Kommission der Harvard Medical School aus dem Jahr 1968 war, wie gezeigt wurde, keinesfalls frei von sachfremden Interessen. Diese Interessen haben die erste Hirntod-Definition, die noch deutlich enger gefasst war als alles, was danach kam, bereits bedenklich infiziert. Patienten müssen aber sicher sein können, dass eine Definition des Todes ausschließlich der Sache selbst geschuldet ist. Eine solche Definition muss, um es mit einem Wort zu sagen, unbedingt „lauter" sein. Ob medizinische Ressourcen geschont, anders verteilt, das Aufkommen an Organen gesteigert oder ihre Qualität verbessert werden kann, all das und anderes mehr darf keine Rolle spielen. Ist das nicht zweifelsfrei verbürgt, kann der Patient nicht mehr sicher sein, „dass sein Arzt nicht sein Henker wird."[3]

Als Kriterium für den Behandlungsabbruch mag der Hirntod beim derzeitigen Stand der Wissenschaft immer noch taugen. Sobald die Medizin jedoch auf dem Feld der Koma-Forschung und des Umgangs mit Menschen, die schwere Schädel-Hirn-Verletzungen erlitten haben, neue Fortschritte erzielt, gehört der Hirntod auch als Kriterium für einen ethisch vertretbaren Therapieverzicht wieder auf den Prüfstand. Zwar ist niemand moralisch verpflichtet, außerordentliche Mittel zur Verlängerung des Lebens aufzuwenden. Daher dürfen Ärzte Menschen sterben lassen, bei denen der Hirntod diagnostiziert wurde, indem sie die künstliche Beatmung einstellen. Besteht dagegen die Chance, solche Patienten auch ohne den Einsatz außerordentlicher Mittel erfolgreich zu therapieren, dann verlöre der Hirntod auch als Kriterium für einen Behandlungsabbruch die ethische Legitimation, die er derzeit besitzt.

Als Kriterium, mit dem sich der Tod des Menschen zweifelsfrei feststellen lässt, taugt der Hirntod jedoch sicher nicht. Dafür gibt es inzwischen einfach zu viele substantielle Zweifel, die bislang noch von niemandem ausgeräumt wurden. Im Gegenteil: Im Dezember 2008 veröffentlichte das „President's Council on Bioethics", das den US-amerikanischen Präsidenten in bioethischen Fragen berät, ein sogenanntes „White Paper", das den Titel „Controversies in the Determination of Death" trägt. Darin räumen die Experten ein, dass angesichts der Daten, wie sie unter anderem von Daniel Alan Shewmon (vgl. Kapitel 3) anhand zahlreicher Fälle erbracht wurden, nicht mehr behauptet werden könne, dass der Organismus mit dem Hirntod jedes Mal in seine Einzelteile zerfalle. Wörtlich heißt es in der Stellungnahme des Councils: „In solchen Fällen wird eine allgemein koordinierte Tätigkeit des Körpers von mehreren Systemen aufrechterhalten, die alle auf das fortbestehende Funktionieren des Körpers als Ganzem gerichtet sind. Wenn das Lebendig-Sein als biologischer Organismus ein Ganzes zu sein erfordert, ist damit mehr gemeint als die bloße Summe seiner Teile. Wer hiervon ausgeht, dem würde es schwierig werden zu leugnen, dass der Körper eines Patienten mit dem totalen Verlust der Hirnfunktion immer noch am Leben ist – zumindest in bestimmten Fällen."[4]

Und an anderer Stelle der gleichen Stellungnahme heißt es: „So gibt es einen gewissen Grad an somatisch integrierter Aktivität, die in den Körpern der Patienten erhaltenbleibt, die entsprechend den neurologischen Standards für tot erklärt wurden. Die Körper dieser Patienten fallen nicht umgehend auseinander, nachdem sie dem totalen Verlust der Hirnfunktion erlegen sind."[5]

So sophistisch die vom Council gewählten Formulierungen auch daherkommen, so können sie das, worauf es letztlich allein ankommt, doch allenfalls verschleiern, nicht aber gänzlich verbergen. Denn wenn auch nur in einem einzigen Fall ein nach den Regeln der Kunst diagnostizierter hirntoter Mensch weiterhin als Lebender betrachtet werden muss, dann ist die Definition Hirntod = Tod des Menschen entweder völlig falsch, oder aber das diagnostische Besteck ist derart unzureichend, dass die Theorie in der Praxis nicht verifiziert werden kann. Wie auch immer es sich tatsächlich verhält, für die Praxis ist die Gleichung Hirntod = Tod des Menschen damit unbrauchbar.

Es ist keine Schande, sondern der Normalfall der Wissenschaften, dass ein Zuwachs an Erkenntnissen immer wieder auch dazu führt, zuvor für zutreffend Erachtetes im Licht neuer Erkenntnisse korrigieren zu müssen. Wenn das Council daher feststellt, dass der Hirnstamm zwar unter normalen Umständen eine wichtige und komplexe Rolle bei der Aufrechterhaltung des Organismus als Ganzem spiele, dass es jedoch offenbar nicht der unersetzbare Integrator sei, für den es gehalten wurde, dann ist es an der Zeit sich damit anzufreunden, dass man sich von der These, der Tod des Organs Gehirn sei auch bereits der Tod des Menschen, wohl verabschieden muss.

Wörtlich hält das White Paper fest: „Der Grund, dass diese somatischen Aktivitäten bestehenbleiben, besteht – wie Shewmon richtig bemerkt – darin, dass das Gehirn nicht der Integrator der vielen verschiedenen Funktionen des Körpers ist. Unter normalen Umständen spielt der Hirnstamm eine wichtige und komplexe Rolle bei der Unterstützung der körperlichen Integration. Aber keine einzelne Struktur im Körper hat die Funktion eines unverzichtbaren Integrators, vielmehr ist sie [die körperliche Integration] eine emergente Eigenschaft des gesamten Organismus – eine Eigenschaft, die nicht von irgendeinem Teil abhängt, sondern das Produkt der Orchestrierung seiner verschiedenen Teile ist."[6]

Wenn aber der Organismus als Ganzer fortbesteht, dann kann eigentlich keine Rede davon sein, dieser Organismus sei lediglich noch ein „Restkörper" oder „Organkonglomerat" (vgl. Kapitel 3). Ein solcher Organismus muss vielmehr als schwer geschädigter Körper eines Menschen betrachtet werden, der entweder die Fähigkeit, bewusst erleben zu können, bereits tatsächlich eingebüßt hat, oder diese derzeit nicht unter Beweis stellen kann.

Erstaunlicherweise hält die Mehrzahl der Mitglieder des Council trotzdem am Hirntod als Tod des Menschen fest. Um dies tun zu können, führt es im Grunde eine neue Definition von menschlichem Leben ein: „Der entscheidende Faktor, der einen Restorganismus von einem ganzen, lebenden Organismus unterscheidet, ist die Arbeit der Selbsterhaltung, durch die der Organismus den notwendigen Austausch mit der ihn umgebenden Welt erzielt. Wenn es gute Gründe gibt zu glauben, dass eine Schädigung die Fähigkeit des Organismus unwiderruflich zerstört hat, diese grundlegende lebenswichtige Arbeit zur verrichten, dann ist die Schlussfolgerung gerechtfertigt, dass der Organismus als Ganzes gestorben ist."[7]

Leben als Selbsterhaltung des Organismus, die sich durch Auseinandersetzung mit der ihn umgebenden Welt auszeichnet, ist für die Mehrheit der Mitglieder des Sachverständigenrates des US-amerikanischen Präsidenten gegeben, wenn der Organismus über drei als „fundamental" bezeichnete Fähigkeiten verfügt:

„1. Offenheit für die Welt, d. h. Empfänglichkeit für Reize und Signale der umliegenden Umgebung.
2. Die Fähigkeit, auf die Welt einzuwirken, um selektiv zu erhalten, was nötig ist.
3. Das grundlegende Bedürfnis, das den Organismus antreibt, so zu agieren, wie er muss, um zu erhalten, was er braucht, und das seine Offenheit für das Verfügbare erkennen lässt."[8]

Diese Fähigkeiten zeigten sich, wenn ein Patient etwa spontan atme, auf zugefügten Schmerz reagiere und Anzeichen von Bewusstsein zeige. Patienten, die dagegen weder spontan atmen noch Anzeichen von Bewusstsein zeigten, seien jedoch als tot zu betrachten.[9] So beeindruckend diese Definition auf den ersten Blick auch sein mag – weil danach zum Beispiel Wachkoma-Patienten durchaus als Lebende betrachtet werden müssen –, so muss sie doch spätestens auf den zweiten Blick zurückgewiesen werden. Denn wenn tot ist, wer nicht spontan atmet und keine Anzeichen von Bewusstsein zeigt, dann stellt sich die Frage, wer den kleinen Joseph, dessen Fall in Kapitel 8 geschildert wurde, wieder auferstehen ließ. Der Respirator, Joseph behandelnder Arzt, Gott aufgrund der Gebete von Josephs Angehörigen? Falls der Hirntod bei dem kleinen Joseph aber bloß zu Unrecht diagnostiziert wurde, dann stellt sich die Frage, wie Fehldiagnosen von zutreffenden Diagnosen unterschieden werden können?

Wie absurd die neue Lebensdefinition des Council ist, zeigt sich endgültig, wenn man sich klarmacht, dass der Mensch ihr zufolge über weite Strecken seiner Embryonalentwicklung als Toter betrachtet werden müsste. Denn in seinen frühen Stadien zeigt der Embryo weder Bewusstsein, noch atmet er spontan, noch kann er, weil das zentrale Nervensystem ebenso wie alle anderen Organe erst noch ausgebildet werden muss, von Anfang an Schmerzen empfinden. Dennoch wird niemand behaupten wollen, der Embryo sei tot. Träfe die neue Definition des Lebens zu, zu der sich die Mehrheit der Mitglieder des Councils hat hinreißen lassen, stünden Abtreibungsbefürworter künftig nicht mehr nur vor der Schwierigkeit zu erklären, wie aus einem „etwas" ein „jemand" wird, sie müssten auch noch erklären, wie aus einem Toten ein Lebender wird.

Insofern wundert es überhaupt nicht, dass das Council in der Einleitung zu seiner Stellungnahme durchblicken lässt, dass es auch Rücksicht auf die Praxis der Organtransplantation genommen habe. Zwar habe die zentrale Frage, die an es gerichtet wurde, gelautet: „Meint die Diagnose Ganzhirntod, dass ein Mensch tot ist?" und nicht „Meint die Diagnose Ganzhirntod, dass der Mensch mit einem herztoten Organspender vergleichbar ist?"[10]

Gleichwohl fährt das Council fort: „Trotzdem wäre es nicht weise, das Thema der neurologischen Standards des Ganzhirntods aufzugreifen, ohne auf die zentrale Bedeutung zu achten, die der Ganzhirntod als neurologischer Standard in der Transplantationsmedizin einnimmt. Es handelt sich um eine begleitende Frage in der Ethik der Organtransplantation. Das Council prüft deshalb die verschiedenen politischen Maßnahmen, die als Lösung angeboten werden, um die wachsende Lücke zwischen dem Bedarf und dem Angebot von menschlichen Organen zu schließen. Es verfolgt ferner die teilweise fortgeführten Debatten über die Ethik der Beschaffung von Organen von Personen mit verschiedenen Stufen von neurologischen Schäden, einschließlich von Patienten im Wachkoma. Aus diesem Grund ist es gerechtfertigt, einige einleitende Gedanken über die Bestimmung des Todes in ein größeres Bild der Beschaffung von Organen einzubetten."[11]

Dass die neue Lebensdefinition des Councils nicht wissenschaftlicher Erkenntnis, sondern Interessen der Transplantationsmedizin geschuldet ist, wird unmissverständlich deutlich, wenn das Council behauptet: Würde die Hirntod-Definition aufgegeben, dann dürften entweder künstlich beatmete Patienten, deren Herz noch schlägt, nicht zur Organspende zugelassen werden, oder man müsste die „dead donor rule" (Tote-Spender-Regel) aufgeben, derzufolge die Spende lebenswichtiger Organe nur post mortem erfolgen darf. Diese beiden Optionen seien aber ethisch nicht vertretbar.[12] Abgesehen davon, dass ein Festhalten an der Hirntod-Definition der Aufgabe der „dead donor rule" gleichkommt, wenn der Hirntote nicht auch tatsächlich tot ist, sondern lediglich für tot erklärt wurde, bevor ihm lebenswichtige Organe entnommen wurden, ist das, was das Council hier mehrheitlich vollführt oder gar „aufführt", weder wissenschaftlich noch ethisch akzeptabel und auch politisch – zumindest auf lange Sicht – nicht wünschenswert.

Wissenschaftlich korrekt wäre es, wenn sich das Council darauf beschränkt hätte einzugestehen, dass die Gleichung Hirntod = Tod des menschlichen Organismus aufgrund neuer Daten empirisch unhaltbar geworden ist. Ethisch korrekt wäre es, wenn es daraus die Konsequenz gezogen hätte, dass Hirntote als Organspender vorerst nicht mehr in Frage kommen können, da Ärzte andernfalls Gefahr laufen, Patienten durch Organentnahme zu töten. Politisch sinnvoll wäre es, in einem solchen Fall zum Beispiel ein Moratorium zu verhängen, in der Hoffnung, dass weitere Forschung zu neuen belastbaren Erkenntnissen führt, die es ermöglichen zu klären, wann ein Patient, bei dem der Hirntot diagnostiziert wurde, auch tatsächlich tot ist. Dies könnte zum Beispiel durch neue zusätzliche Diagnostik der Fall sein.

Denn aus den Daten von Shewmon und anderen folgt ja keinesfalls, dass jeder Patient, bei dem der Hirntod diagnostiziert wurde, notwendigerweise als Lebender zu betrachten wäre. Aus ihnen folgt nur, dass die Diagnose Hirntod allein es keinesfalls erlaubt, einen Patienten für tot zu erklären, weil – wie Shewmon zeigte – einige von ihnen Phänomene aufweisen, die mit dem Tod unvereinbar sind.

Zöge man daraus Schlüsse, wie die hier vorgeschlagenen, könnte man eine solche Vorgehensweise in Anlehnung an das „Prinzip Verantwortung" (Hans Jonas) auch als „Prinzip Vorsicht" bezeichnen. Es basiert im Kern auf dem Tötungsverbot, das – trotz zahlreicher inkonsequenter Ausnahmen wie Abtreibung, Euthanasie, Selektion von Embryonen im Reagenzglas – weithin nach wie vor als akzeptiert gelten darf.

Die katholische Kirche, die in diesem Zusammenhang als einzige Institution über eine wirklich konsistente Haltung verfügt, formuliert die sich aus dem Tötungsverbot ergebende Konsequenzen für den Kontext der Organspende im „Katechismus der Katholischen Kirche" so: „Es ist sittlich unzulässig, die Invalidität oder den Tod eines Menschen direkt herbeizuführen, selbst wenn dadurch der Tod anderer Menschen hinausgezögert würde."[13] Oder, um es mit dem verstorbenen Papst Johannes Paul II. zu sagen: „Es ist niemals erlaubt, einen Menschen zu töten, um einen anderen zu retten."[14]

Bereits am 18. Dezember 1989 hatte Papst Johannes Paul II. in einer Ansprache an die Teilnehmer eines Treffens der „Päpstlichen Akademie der Wissenschaften", das unter der Überschrift „Bestimmung des Todesmomentes" stand, erklärt: „Einerseits sieht man die dringende Notwendigkeit, Ersatzorgane für Kranke zu finden, die in ihrer Schwäche sterben würden oder zumindest nicht wieder genesen können. Mit anderen Worten, es ist verständlich, dass ein Kranker, um dem sicheren oder drohenden Tod zu entgehen, das Bedürfnis hat, ein Organ zu empfangen, welches von einem anderen Kranken bereitgestellt werden könnte", zugleich aber vor der „Gefahr" gewarnt, „dass man einem menschlichen Leben ein Ende setzt und endgültig die psychosomatische Einheit einer Person zerstört." Es bestehe, so der damalige Papst weiter, „eine wirkliche Wahrscheinlichkeit, dass jenes Leben, dessen Fortsetzung mit der Entnahme eines lebenswichtigen Organs unmöglich gemacht wird, das einer lebendigen Person ist, während doch der dem menschlichen Leben geschuldete Respekt es absolut verbietet, dieses direkt und positiv zu opfern, auch wenn dies zum Vorteil eines anderen Menschen wäre, bei dem man es für berechtigt hält, ihn derart zu bevorzugen."[15]

In seiner Enzyklika „Evangelium Vitae" hat Johannes Paul II. eine derartige „Bevorzugung" sogar in die Nähe der Euthanasie gerückt. Darin schreibt er: „Und auch angesichts anderer, heimlicherer, nicht minder schwerwiegender und realer Formen von Euthanasie dürfen wir nicht schweigen: Sie könnte sich zum Beispiel dann ereignen, wenn man, um mehr Organe für Transplantationen zur Verfügung zu haben, die Entnahme dieser Organe vornimmt, ohne die objektiven und angemessenen Kriterien für die Feststellung des Todes des Spenders zu respektieren."[16]

Auch Papst Benedikt XVI. hat sich bereits zu dieser Frage geäußert. In einer Ansprache, die der Papst am 7. November 2008 vor den Teilnehmern eines von der „Päpstlichen Akademie für das Leben" veranstalteten Kongresses zum Thema Organspende hielt, bezeichnete der Papst die Organspende zunächst als eine „besondere Form des Zeugnisses der Nächstenliebe". Gegen Ende der Ansprache kam der Papst dann auch auf die Bedingungen zu sprechen, unter denen diese „besondere Form des Zeugnisses der Nächstenliebe" erwiesen und entgegengenommen werden könne. Dabei hielt er unter anderem ausdrücklich fest: „Es ist in jedem Fall notwendig, daran zu erinnern, dass die einzelnen lebenswichtigen Organe ausschließlich *ex cadavere* entnommen werden können." „Immer" müsse die „Achtung vor dem Leben des Spenders als Hauptkriterium gelten, so dass die Organentnahme nur im Falle seines tatsächlichen Todes erlaubt ist." Und als wäre das noch nicht klar genug, forderte der Papst unmissverständlich: „In einem Bereich wie diesem darf es nicht den geringsten Verdacht auf Willkür geben, und wo die Gewissheit noch nicht erreicht sein sollte, muss das Prinzip der Vorsicht vorherrschen."[17]

Dass sowohl Johannes Paul II. als auch Benedikt XVI., obgleich mit unterschiedlichen Akzentuierungen, so doch einmütig jeweils darauf bestehen, dass die Spende lebenswichtiger Organe nur dann zulässig ist, wenn ihr Spender auch tatsächlich tot ist, liegt daran, dass alle Menschenleben den gleichen Wert besitzen. Das ist im übrigen keine Sondermoral der Kirche – etwa weil diese alle Menschen als Geschöpfe Gottes betrachtet –, sondern darf auch außerhalb der Kirche als allgemein akzeptiert gelten. Wenn etwa eine Gesellschaft das Leben von Staatsmännern und -frauen in besonderer Weise schützt, indem sie zu Terminen in gepanzerten Karossen gefahren und von Personenschützern begleitet werden, dann ist dies ausschließlich der Tatsache geschuldet, dass das Leben dieser Menschen stärker bedroht wird als das Leben der allermeisten anderen Menschen, und nicht etwa dem Umstand, dass das Leben von Staatslenkern einen höheren Wert besäße als das Leben eines weniger prominenten Menschen.

Natürlich kann das Handeln von Staatsmännern – im positiven wie im negativen Sinne – für eine Gesellschaft als Ganze bedeutsamer sein als das eines Handwerkers oder Geistesarbeiters. Als Menschen und Personen aber besitzen sie alle den gleichen Wert. Deswegen verstößt es nicht nur gegen die Würde des einzelnen Menschen, sondern auch gegen die Gerechtigkeit, einen Menschen zu töten, um einen anderen zu retten. Ein Arzt der sich zu einer solchen Tat hinreißen lässt, verstößt – wie wir bereits sahen – nicht nur gegen das ärztliche Ethos, er versagt auch schlicht als Mensch.

Mit ihrer neuen, absurden Definition des Lebens, die unverkennbar den Interessen der Transplantationsmedizin geschuldet ist, versagt die Mehrheit der Mitglieder des President's Council on Bioethics daher nicht nur als Wissenschaftler und als Ethiker, sondern auch als Menschen, die Verantwortung für ihre Mitmenschen tragen. Anstelle des „Prinzips Vorsicht" setzen sie – wie nicht wenige andere sogenannte „Ethik-Beratungsgremien" heute auch – das „Pippi-Langstrumpf-Prinzip". Den Kern dieses Prinzips bringt die Heldin der schwedischen Kinderbuch-Autorin Astrid Lindgren auf den Punkt, wenn sie singt: „2 x 3 macht 4 // Widdewiddewitt und Drei macht Neune !! // Ich mach' mir die Welt // Widdewidde wie sie mir gefällt."

Was man Kindern in gewissen Umfang zugestehen mag – nämlich sich die Welt zu machen, wie es ihnen gefällt –, führt unabhängig von allen anderen Verlusten in der Welt der Erwachsenen in jedem Fall zu einem Vertrauensverlust in die Wissenschaft und die dort tätigen Wissenschaftler, in die Ethik-Kommissionen und ihre Mitglieder sowie in die Politik und Politiker, die sich solcher bedienen, um politischen Interesssen den Schein ethischer Legitimation zu verpassen.

Aus dem Blick gerät dabei auch, was der Heidelberger Medizinethiker Axel W. Bauer, Mitglied des Deutschen Ethikrates, so formuliert: „So verständlich die patientenzentrierte Sichtweise auf das Thema Organtransplantation auch sein mag, so deutlich muss doch aus ethischer Perspektive vor einer Blickverengung gewarnt werden, bei der die Besonderheit dieses Therapieverfahrens nicht mehr beachtet würde: Menschliche Organe sind keine Heilmittel oder Medizinprodukte im üblichen Sinn, die industriell gefertigt und nach den marktwirtschaftlichen Regeln von Angebot und Nachfrage in den Warenverkehr gebracht werden können. Einen rechtlichen oder auch nur einen moralischen Anspruch auf die Überlassung von fremden Organen, die konstitutiver Teil einer anderen Person waren oder sind, kann es um der Würde des Menschen willen, die auch die Würde des Organspenders und unser aller Würde mit umfasst, nicht geben. Insofern müssen sich Medizin und Gesellschaft bei allem Fortschrittsoptimismus auf diesem Feld auch künftig in eine gewisse Selbstbegrenzung ihrer Wünsche fügen."[18]

Fassen wir zusammen: Die Praxis, Hirntoten Organe zu entnehmen, ist ethisch nicht legitimierbar, wenn substantielle Zweifel daran bestehen, dass der für hirntot erklärte Patient auch tatsächlich tot ist. Auch Befürworter der Hirntod-Konzeption räumen inzwischen ein, dass die These, jeder nach den Regeln der Kunst für hirntot erklärte Patient sei tatsächlich bereits gestorben, empirisch nicht haltbar ist. Daraus folgt, dass wer hirntoten Patienten dennoch lebenswichtige Organe entnimmt, in Kauf nimmt, diese zu töten. Damit verbunden ist sowohl die Aufgabe der dead-donor-rule als auch ein weiterer Verstoß gegen das Verbot, unschuldige Menschen zu töten.

Da es zwar ein Recht auf Leben, aber kein Recht auf Gesundheit und schon gar kein Recht auf ein fremdes Organ gibt, können sich weder Ärzte noch Politiker auf ein ethisches Dilemma berufen, bei dem zwischen gleichrangigen Güter abgewogen werden müsse. Das Recht des hirntoten Patienten, nicht – und sei es auch nur versehentlich – getötet zu werden, wiegt schwerer als der verständliche und als solcher auch legitime Wunsch eines anderen Patienten nach einem längeren Leben, das ihm durch eine Transplantation ermöglicht werden könnte.

Daraus folgt, dass den für hirntot erklärten Patienten so lange keine lebenswichtigen Organe mehr entnommen werden dürfen, wie nicht zweifelsfrei geklärt werden kann, dass der für hirntot erklärte Patient auch tatsächlich tot ist. Es ist denkbar und zu hoffen, dass diese Frage in Zukunft durch zusätzliche diagnostische Verfahren zweifelsfrei geklärt werden könnte.

Bis dahin kann die Lücke, die zwischen dem wachsenden Bedarf an fremden Organen und der Zahl der Organspenden besteht, nicht dadurch geschlossen werden, dass man auf Kosten wissenschaftlicher Redlichkeit und der Glaubwürdigkeit von Wissenschaft und Politik Leben und Tod jeweils so definiert, dass die Interessen der Transplantationsmedizin gewahrt bleiben.

Vielmehr gilt, was der Philosoph Hans Jonas schon 1968 schrieb: „Die Grenzlinie zwischen Leben und Tod ist nicht mit Sicherheit bekannt, und eine Definition kann Wissen nicht ersetzen. Der Verdacht ist nicht grundlos, dass der künstlich unterstützte Zustand des komatösen Patienten immer noch ein Restzustand von Leben ist. Das heißt, es besteht Grund zum Zweifel daran, dass selbst ohne Gehirnfunktion der atmende Patient vollständig tot ist. In dieser Lage des unaufhebbaren Nichtwissens und vernünftigen Zweifels besteht die einzige richtige Maxime für das Handeln darin, nach der Seite vermutlichen Lebens hinüberzulehnen."[19]

Erschwerend kommt hinzu: Da die Hirntod-Theorie nur mit einigen der gängigen, keineswegs aber allen philosophischen Konzepten in Einklang gebracht werden kann, trifft ein Staat, der erlaubt, dass seine Bürger nach der Hirntod-Definition für tot erklärt werden können, damit auch eine weltanschauliche Entscheidung. In einem Staat wie der Bundesrepublik Deutschland, die sich zur weltanschaulichen Neutralität verpflichtet hat, ist dies jedoch nicht akzeptabel. Soll es mit rechten Dingen zugehen, dürfen daher bis auf weiteres nur Patienten lebenswichtige Organe entnommen werden, welche die sicheren Todeszeichen aufweisen.

Anhang I

Gesetz über die Spende, Entnahme und Übertragung von Organen (Transplantationsgesetz – TPG)

Vom 5. November 1997 (BGBl. I S. 2631)

[Auszug]

§ 3 Organentnahme mit Einwilligung des Organspenders
(1) Die Entnahme von Organen ist, soweit in § 4 nichts Abweichendes bestimmt ist, nur zulässig, wenn

1. der Organspender in die Entnahme eingewilligt hatte,
2. der Tod des Organspenders nach Regeln, die dem Stand der Erkenntnisse der medizinischen Wissenschaft entsprechen, festgestellt ist und
3. der Eingriff durch einen Arzt vorgenommen wird.

(2) Die Entnahme von Organen ist unzulässig, wenn

1. die Person, deren Tod festgestellt ist, der Organentnahme widersprochen hatte,
2. nicht vor der Entnahme bei dem Organspender der endgültige, nicht behebbare Ausfall der Gesamtfunktion des Großhirns, des Kleinhirns und des Hirnstamms nach Verfahrensregeln, die dem Stand der Erkenntnisse der medizinischen Wissenschaft entsprechen, festgestellt ist.

(3) Der Arzt hat den nächsten Angehörigen des Organspenders über die beabsichtigte Organentnahme zu unterrichten. Er hat Ablauf und Umfang der Organentnahme aufzuzeichnen. Der nächste Angehörige hat das

Recht auf Einsichtnahme. Er kann eine Person seines Vertrauens hinzuziehen.

§ 5 Nachweisverfahren

(1) Die Feststellungen nach § 3 Abs. 1 Nr. 2 und Abs. 2 Nr. 2 sind jeweils durch zwei dafür qualifizierte Ärzte zu treffen, die den Organspender unabhängig voneinander untersucht haben. Abweichend von Satz 1 genügt zur Feststellung nach § 3 Abs. 1 Nr. 2 die Untersuchung und Feststellung durch einen Arzt, wenn der endgültige, nicht behebbare Stillstand von Herz und Kreislauf eingetreten ist und seitdem mehr als drei Stunden vergangen sind.

(2) Die an den Untersuchungen nach Absatz 1 beteiligten Ärzte dürfen weder an der Entnahme noch an der Übertragung der Organe des Organspenders beteiligt sein. Sie dürfen auch nicht Weisungen eines Arztes unterstehen, der an diesen Maßnahmen beteiligt ist. Die Feststellung der Untersuchungsergebnisse und ihr Zeitpunkt sind von den Ärzten unter Angabe der zugrundeliegenden Untersuchungsbefunde jeweils in einer Niederschrift aufzuzeichnen und zu unterschreiben. Dem nächsten Angehörigen sowie den Personen nach § 4 Abs. 2 Satz 6 und Abs. 3 ist Gelegenheit zur Einsichtnahme zu geben. Sie können eine Person ihres Vertrauens hinzuziehen.

§ 6 Achtung und Würde des Organspenders

(1) Die Organentnahme und alle mit ihr zusammenhängenden Maßnahmen müssen unter Achtung der Würde des Organspenders in einer der ärztlichen Sorgfaltspflicht entsprechenden Weise durchgeführt werden.

(2) Der Leichnam des Organspenders muß in würdigem Zustand zur Bestattung übergeben werden. Zuvor ist dem nächsten Angehörigen Gelegenheit zu geben, den Leichnam zu sehen.

§ 16 Richtlinien zum Stand der Erkenntnisse der medizinischen Wissenschaft

(1) Die Bundesärztekammer stellt den Stand der Erkenntnisse der medizinischen Wissenschaft in Richtlinien fest für

1. die Regeln zur Feststellung des Todes nach § 3 Abs. 1 Nr. 2 und die Verfahrensregeln zur Feststellung des endgültigen, nicht behebbaren Ausfalls der Gesamtfunktion des Großhirns, des Kleinhirns und des Hirnstamms nach § 3 Abs. 2 Nr. 2 einschließlich der dazu jeweils erforderlichen ärztlichen Qualifikation,

§ 19 Weitere Strafvorschriften

(1) Wer entgegen § 3 Abs. 1 oder 2 oder § 4 Abs. 1 Satz 2 ein Organ entnimmt, wird mit Freiheitsstrafe bis zu drei Jahren oder mit Geldstrafe bestraft.

Anhang II

Wissenschaftlicher Beirat der Bundesärztekammer

Richtlinien zur Feststellung des Hirntodes

Dritte Fortschreibung 1997 mit Ergänzungen gemäß Transplantationsgesetz (TPG)

Vorspann

Das am 1. Dezember 1997 in Kraft getretene Transplantationsgesetz weist der Bundesärztekammer eine Fülle neuer Aufgaben zu.

Nach § 16 Abs. 1 Nr. 1 „stellt die Bundesärztekammer den Stand der Erkenntnisse der medizinischen Wissenschaft in Richtlinien für die Regeln zur Feststellung des Todes nach § 3 Abs. 1 Nr. 2 und die Verfahrensregeln zur Feststellung des endgültigen nicht behebbaren Ausfalls der Gesamtfunktion des Großhirns, des Kleinhirns und des Hirnstamms nach § 3 Abs. 2 Nr. 2 [...] fest." § 5 Abs. 1 erfordert eine formale Ergänzung der 1997 vom Wissenschaftlichen Beirat der Bundesärztekammer veröffentlichten dritten Fortschreibung der „Kriterien des Hirntodes". Demgemäß wird der bisherige Text mit den rechtlich erforderlich gewordenen Ergänzungen veröffentlicht. Die Einfügungen sind in den jeweiligen Abschnitten durch Fettdruck kenntlich gemacht.

Einleitung

Die folgenden **Richtlinien** sind **verpflichtende Entscheidungsgrundlagen** für den Arzt, **der die** unteilbare Verantwortung für die Feststellung des Hirntodes trägt.

Mit dem Hirntod ist naturwissenschaftlich-medizinisch der Tod des Menschen festgestellt. **Wird vom Arzt ein äußeres sicheres Zeichen des Todes festgestellt, so ist damit auch der Hirntod nachgewiesen.**

Die Erfüllung der Voraussetzungen, die obligate Feststellung von Bewußtlosigkeit (Koma), Hirnstamm-Areflexie und Atemstillstand (Apnoe) sowie die vorgesehenen Beobachtungszeiten oder geeignete ergänzende Untersuchungen geben dem Arzt die Sicherheit, den Hirntod festzustellen und zu dokumentieren.

Der Hirntod kann in jeder Intensivstation auch ohne ergänzende apparative Diagnostik festgestellt werden. Die Besonderheiten im Kindesalter werden im Abschnitt 4, die Besonderheiten bei primären infratentoriellen Hirnschädigungen in Anmerkung 6 beschrieben.

Definition; Diagnose

Der Hirntod wird definiert als Zustand der irreversibel erloschenen Gesamtfunktion des Großhirns, des Kleinhirns und des Hirnstamms. Dabei wird durch kontrollierte Beatmung die Herz- und Kreislauffunktion noch künstlich aufrechterhalten.

Die Diagnose des Hirntodes erfordert

- die Erfüllung der Voraussetzungen,
- die Feststellung der klinischen Symptome Bewußtlosigkeit (Koma), Hirnstamm-Areflexie und Atemstillstand (Apnoe) sowie

▸ den Nachweis der Irreversibilität der klinischen Ausfallsymptome.

Das diagnostische Vorgehen wird nachfolgend beschrieben und ist in der Abbildung skizziert.

Praktische Entscheidungsgrundlagen

I. Voraussetzungen

1.1. Vorliegen einer akuten schweren primären oder sekundären Hirnschädigung.
Bei den primären Hirnschädigungen ist zwischen supratentoriellen und infratentoriellen Schädigungen zu unterscheiden *(Anmerkung 1)*.
1.2. Ausschluß von Intoxikation, dämpfender Wirkung von Medikamenten, neuromuskulärer Blockade, primärer Unterkühlung, Kreislaufschock, Koma bei endokriner, metabolischer oder entzündlicher Erkrankung als möglicher Ursache oder Mitursache des Ausfalls der Hirnfunktion im Untersuchungszeitraum *(Anmerkung 2)*.

2. Klinische Symptome des Ausfalls der Hirnfunktion

(Anmerkung 3a und 3b)

2.1. Bewußtlosigkeit (Koma);
2.2. Lichtstarre beider ohne Mydriatikum mittel- bis maximal weiten Pupillen;
2.3. Fehlen des okulo-zephalen Reflexes;
2.4. Fehlen des Kornealreflexes;
2.5. Fehlen von Reaktionen auf Schmerzreize im Trigeminusbereich;
2.6. Fehlen des Pharyngeal- und Trachealreflexes;

2.7. Ausfall der Spontanatmung *(Anmerkung 3b).*
Die übrige neurologische und vegetative Symptomatik ist zu berücksichtigen *(Anmerkung 4).*
Die Erfüllung der Voraussetzungen (siehe 1.) und alle geforderten klinischen Symptome (siehe 2.) müssen übereinstimmend und unabhängig von zwei qualifizierten Ärzten *(Anmerkung 5)* festgestellt und dokumentiert werden (siehe Protokollbogen).

3. Nachweis der Irreversibilität der klinischen Ausfallsymptome

Bei primären supratentoriellen oder bei sekundären Hirnschädigungen muß die Irreversibilität der klinischen Ausfallsymptome nachgewiesen werden entweder
▸ durch weitere klinische Beobachtungen während angemessener Zeit (siehe 3.1.) oder
▸ durch ergänzende Untersuchungen (siehe 3.2.).
Bei *primären infratentoriellen Hirnschädigungen (siehe Anmerkung 1)* kann der Hirntod erst beim Vorliegen eines Null-Linien-EEGs oder beim Nachweis des zerebralen Zirkulationsstillstandes festgestellt werden.

3.1. Zeitdauer der Beobachtung

Die Irreversibilität des Hirnfunktionsausfalls und damit der Hirntod ist erst dann nachgewiesen, wenn die klinischen Ausfallsymptome (siehe 2.)
▸ bei Erwachsenen und bei Kindern ab dem dritten Lebensjahr
– – mit primärer Hirnschädigung nach mindestens zwölf Stunden,
– – mit sekundärer Hirnschädigung nach mindestens drei Tagen *erneut* übereinstimmend nachgewiesen worden sind.

3.2. Ergänzende Untersuchungen

Sie können nicht allein den irreversiblen Hirnfunktionsausfall nachweisen. Die Irreversibilität der klinischen Ausfallsymptome (siehe 2.) kann – außer durch die Verlaufsbeobachtung – alternativ nachgewiesen werden durch:

- Null-Linien-EEG oder
- Erlöschen evozierter Potentiale oder
- zerebralen Zirkulationsstillstand.

3.2.1. EEG

Ergibt eine standardisierte EEG-Ableitung eine hirnelektrische Stille (Null-Linien-EEG) *(Anmerkung 6)*, so kann die Irreversibilität des Hirnfunktionsausfalls ohne weitere Beobachtungszeit festgestellt werden.

3.2.2. Evozierte Potentiale

Bei primären supratentoriellen und bei sekundären Hirnschädigungen kann unter bestimmten Bedingungen das Erlöschen der intrazerebralen Komponenten der frühen akustischen oder der zerebralen und der hochzervikalen Komponenten der somatosensibel evozierten Potentiale (FAEP, SEP) die Irreversibilität des Hirnfunktionsausfalls beweisen und eine weitere Beobachtungszeit ersetzen *(Anmerkung 7)*.

3.2.3. Zerebraler Zirkulationsstillstand

Dieser kann bei ausreichendem Systemblutdruck mittels Dopplersonographie oder durch zerebrale Perfusionsszintigraphie nachgewiesen werden *(Anmerkung 8)*. Bei zerebralem Zirkulationsstillstand kann die Irreversibilität des Hirnfunktionsausfalls ohne weitere Beobachtungszeit festgestellt werden.

Wurde bei einer zur Klärung der Art der Hirnschädigung oder zur Therapieentscheidung durchgeführten selektiven Angiographie *(Anmerkung 8)* ein zerebraler Zirkulationsstillstand nachgewiesen, so kann die Irreversibilität des Hirnfunktionsausfalls ohne weitere Beobachtungszeit festgestellt werden.

Trotz irreversibel erloschener Gesamtfunktion des Gehirns kann seine Zirkulation teilweise erhalten sein, wenn der intrakranielle Druck nicht stark genug angestiegen ist, z. B. bei großen offenen Schädel-Hirnverletzungen, aber auch bei sekundären Hirnschäden. Es muß dann die Irreversibilität des Hirnfunktionsausfalles durch Verlaufsbeobachtung oder durch neurophysiologische Befunde nachgewiesen werden.

4. Besonderheiten bei Kindern vor dem dritten Lebensjahr

Bei Frühgeborenen (unter 37 Wochen postmenstruell) ist das den Richtlinien zugrunde liegende Konzept der Hirntodfeststellung bisher nicht anwendbar.

Bei reifen Neugeborenen (0–28 Tage), Säuglingen (29–365 Tage) und Kleinkindern bis zum vollendeten zweiten Lebensjahr (366–730 Tage) gelten die unter 1. genannten Voraussetzungen und die unter 2. beschriebenen klinischen Ausfallsymptome. Ihre Überprüfung erfordert jedoch wegen der reifungsbedingten patho-physiologischen Umstände besondere Kenntnisse und Erfahrungen.

Die Beobachtungszeit der klinischen Ausfallsymptome beträgt unabhängig von ihrer Ursache

- bei reifen Neugeborenen mindestens 72 Stunden,

- bei Säuglingen und Kleinkindern mindestens 24 Stunden. Die Irreversibilität der klinischen Ausfallsymptome ist nur dann nachgewiesen, wenn bei den erforderlichen mindestens zwei Untersuchungen jeweils zusätzlich
- entweder ein Null-Linien-EEG *(Anmerkung 6)*
- oder das Fehlen der FAEP *(Anmerkung 7)*
- oder dopplersonographisch ein zerebraler Zirkulationstillstand *(Anmerkung 8)*

festgestellt worden ist.

Das Perfusionsszintigramm muß als ergänzende Untersuchung nur einmal, und zwar nach der zweiten klinischen Feststellung der Ausfallsymptome durchgeführt werden. Anders als mit dem EEG befassen sich bisher nur wenige Literaturmitteilungen mit dem Nachweis der Irreversibilität der klinischen Ausfallsymptome im

- 1. Lebenshalbjahr mittels Untersuchung der FAEP oder Dopplersonographie,
- 1. Lebensmonat mittels Perfusionsszintigraphie.

Anmerkungen

Anmerkung 1:

Art der Hirnschädigung

Primäre Hirnschädigungen, insbesondere Hirnverletzungen, intrakranielle Blutungen, Hirninfarkte, Hirntumoren oder akuter Verschluß-Hydrozephalus, betreffen das Gehirn unmittelbar und strukturell.

Bei primären infratentoriellen Prozessen wird auf die Besonderheiten der Symptomfolge hingewiesen, die den Nachweis eines Null-Linien-EEGs *(Anmerkung 6)* oder des zerebralen Zirkulationsstillstandes *(Anmerkung 8)* zwingend erforderlich machen.

Sekundäre Hirnschädigungen betreffen das Gehirn mittelbar über den Stoffwechsel und können die Folge z. B. von Hypoxie, von kardial bedingtem Kreislaufstillstand oder langdauerndem Schock sein *(vergleiche Kommentar).*

Anmerkung 2:

Einschränkende Voraussetzungen

Durch Vorgeschichte und Befund muß sichergestellt sein, daß keiner der unter 1.2. beschriebenen Faktoren die Ausfallsymptome zum Untersuchungszeitpunkt erklärt.

Die Bedeutung zentral dämpfender Medikamente für die Ausfallsymptome läßt sich beurteilen durch die

- Zuordnung von bisher verabreichten Medikamenten zu den vorher erhobenen Befunden,
- Wirkung von Antidots,
- medikamentös nicht unterdrückbaren neurophysiologischen Befunde,

▸ Untersuchung der Hirndurchblutung.

Bei den hier diskutierten Hirnschädigungen gibt es derzeit für die Beurteilung medikamentöser Einflüsse auf bestimmte Befunde keine gesicherten Konzentrations-Wirkungsbeziehungen der meisten zentral dämpfenden Medikamente.

Im Zweifelsfall muß innerhalb der Hirntoddiagnostik ein zerebraler Zirkulationsstillstand nachgewiesen werden.

Anmerkung 3a:

Untersuchung von Koma und Hirnstamm-Areflexie

Der hier zu fordernde Koma-Grad ist definiert als Bewußtlosigkeit ohne Augenöffnung und ohne andere zerebrale Reaktion auf wiederholten adäquaten Schmerzreiz *(Anmerkung 4)*.

Starker Druck auf die supraorbitalen Nervenaustrittspunkte oder Schmerzreize an der Nasenschleimhaut lösen keine motorische und keine vegetative Reaktion aus. (Cave: Gesichtsschädelverletzungen)

Bei dem okulo-zephalen Reflex fehlt bei plötzlicher, passiver Kopf-Seitwärtsdrehung (Cave: HWS-Instabilität) die normale Bulbus-Abweichung zur Gegenseite (Puppenkopfphänomen) und jede andere Augenbewegung. Alternativ kann eine beiderseitige kalt-kalorische Vestibularisprüfung vorgenommen werden; auch dabei muß jede Augenbewegung fehlen. Wartezeit zwischen den Spülungen beider Seiten: 5 Minuten.

Prüfung des Pharyngealreflexes durch mehrfache Spatelberührung im Rachen, des Trachealreflexes durch Reiz mit einem in den Trachealtubus bis zur Carina eingeführten Katheter.

Anmerkung 3b:

Prüfung des Atemstillstandes

Der Apnoe-Test ist für die Feststellung des Hirntodes obligatorisch. Er kann wegen der physiologischen Wirkungen der Hyperkapnie erst als letzte klinische Untersuchung des Hirnfunktionsausfalls durchgeführt werden. Ein zentraler Atemstillstand liegt vor, wenn bei bisher gesunden Menschen bei einem p_a CO_2 ≧ 60 mmHg keine Eigenatmung einsetzt.

Die Hyperkapnie von mindestens 60 mmHg kann je nach einer O_2-Gaswechselstörung entweder durch Diskonnektion vom Respirator oder durch Hypoventilation herbeigeführt werden. Hinreichende Oxygenation ist durch intratracheale O_2-Insufflation oder Beatmung mit reinem O_2 zu gewährleisten.

Für Patienten, deren Eigenatmung aufgrund kardiopulmonaler Vorerkrankungen an einen CO_2-Partialdruck von mehr als 45 mmHg adaptiert ist, gibt es keine allgemein anerkannten Werte des p_a CO_2 für den Apnoe-Test. In diesen Fällen ist der Funktionsausfall des Hirnstamms zusätzlich durch apparative Untersuchungen zu belegen (siehe 3). Dies gilt auch, wenn ein Apnoe-Test wegen Thorax-Verletzungen oder ähnlicher Traumata nicht durchführbar ist.

Auch bei Anenzephalen muß innerhalb der Hirntod-Diagnostik der Atemstillstand nachgewiesen werden.

Anmerkung 4:

Übrige neurologische und vegetative Symptomatik

Beim Hirntoten können spinale Reflexe und Extremitäten-Bewegungen (beispielsweise: Lazarus-Zeichen) sowie die

Leitfähigkeit des peripheren Abschnittes von Hirnnerven, die periphere Erregbarkeit und spontane Entladungen im Elektromyogramm der Gesichtsmuskeln vorübergehend noch erhalten bleiben oder wiederkehren, solange der Körper-Kreislauf und die Beatmung aufrechterhalten werden. Der über den Hirnstamm verlaufende Blinzelreflex erlischt klinisch mit der Hirnstamm-Areflexie.

Diagnostische Einschränkungen durch Blutdruckanstieg oder Fieber sind nicht bekannt geworden. Mit Eintritt des Hirntodes kann, je nach Temperatur von Umgebung und Beatmungsluft, die Körper-Kerntemperatur abfallen. Der Zeitpunkt des Auftretens eines Diabetes insipidus variiert; sein Fehlen schließt die Diagnose des Hirntodes nicht aus. Das Fortbestehen einer Schwangerschaft widerspricht nicht dem eingetretenen Hirntod der Mutter. Eine Schwangerschaft wird endokrinologisch von der Plazenta und nicht vom Gehirn der Mutter aufrechterhalten.

Anmerkung 5:

Qualifikationsanforderungen an die zwei Untersucher

Die beiden den Hirntod feststellenden und dokumentierenden Ärzte müssen gemäß den Anforderungen der „Richtlinien zum Inhalt der Weiterbildung" über eine mehrjährige Erfahrung in der Intensivbehandlung von Patienten mit schweren Hirnschädigungen verfügen.

Nach dem endgültigen, nicht behebbaren Stillstand von Herz und Kreislauf kann der Hirntod von jedem approbierten Arzt durch äußere sichere Todeszeichen (zum Beispiel Totenflecke, Totenstarre) indirekt nachgewiesen werden.

Anmerkung 6:

EEG-Untersuchung

Das EEG soll in Anlehnung an die Richtlinien der Deutschen Gesellschaft für klinische Neurophysiologie abgeleitet werden und muß von einem darin erfahrenen Arzt kontrolliert und beurteilt werden:

1. Die Registrierung muß mindestens 30 Minuten kontinuierlich, einwandfrei auswertbar und artefaktarm erfolgen.

2. Abgeleitet werden kann mit Klebe- oder mit Nadelelektroden. Stahlnadelelektroden können Polarisationseffekte zeigen. Daher muß für die gewählte Kombination aus Verstärker und Elektrode eine technisch stabile EEG-Ableitung über entsprechend lange Zeiten sichergestellt sein.

3. Die Elektroden sind nach dem 10:20-System zu setzen. Die Ableitprogramme sollen auch Abgriffe mit doppelten Elektroden-Abständen beinhalten, zum Beispiel: Fp1-C3, F3-P3 usw. Bei digitalen Systemen mit referentieller Registrierung sind für die Darstellungen Programme zu verwenden, die obige Empfehlungen berücksichtigen.

4. Die Elektrodenübergangswiderstände sollen zwischen 1 kΩ und 10 kΩ liegen und möglichst gleich niedrig sein. Die Messungen der Übergangswiderstände sollen die Referenzelektrode(n) und die Erdungselektrode(n) einschließen. Die Werte der Widerstände müssen zu Beginn und Ende der Aufzeichnung dokumentiert werden. Widerstände unter 1 kΩ können durch Flüssigkeits- oder Elektroden-Gel-Brücken verursacht werden.

5. Die Registrierung soll mit Standard-Filtereinstellungen erfolgen: untere Grenzfrequenz 0,53 Hz (Zeitkonstante 0,3 s), obere Grenzfrequenz 70 Hz, bei digitalen Systemen mit steilen Filterflanken entsprechend höher. Um auch sehr langsame Frequenzen zu erfassen, ist min-

destens 10 Minuten mit einer unteren Grenzfrequenz von 0,16 Hz oder darunter (Zeitkonstante von 1 s oder länger) zu registrieren.

6. Die Ableitung soll mit der Verstärkereinstellung von 5 beziehungsweise 7 µV/mm begonnen werden. Die der Beurteilung zugrunde liegenden mindestens 30minütigen EEG-Abschnitte müssen mit höherer Verstärkung, teilweise mit einer Empfindlichkeit von wenigstens 2 µV/mm aufgezeichnet werden. Bei digitaler EEGTechnik muß die Auswertung mit einer Auflösung von 2 µV/mm möglich sein. Die Geräteeichung soll mit einem Signal erfolgen, dessen Höhe der Amplitude des zu erwartenden Signals entspricht, z. B. 20 µV bei einer Empfindlichkeit von 2 µV/mm. Die Eichsignale müssen am Beginn, bei jeder Änderung und am Ende der Ableitung aufgezeichnet werden.

Steht kein entsprechend kleines Eichsignal zur Verfügung, muß das Eichsignal mit der Standardeinstellung aufgezeichnet und jede Verstärkeränderung dokumentiert werden.

7. Der Rauschpegel des EEG-Gerätes muß so gering sein, daß eine sichere Abgrenzung von EEG-Potentialen um 2 µV möglich ist.

8. Die Ableitung muß mit mindestens 8 EEG-Kanälen erfolgen. Zusätzlich ist kontinuierlich das EKG aufzuzeichnen. Andere als EKG-Artefakte müssen sicher identifiziert und vom EEG abgegrenzt werden.

9. Zu Beginn der Ableitung soll die Funktionstüchtigkeit der einzelnen Verstärker durch das Auslösen von Artefakten (Berühren der Elektroden) überprüft werden.

Anmerkung 7:

Multimodal evozierte Potentiale

Die Untersuchungen sollen in Anlehnung an die Richtlinien der Deutschen Gesellschaft für klinische Neurophysiologie durchgeführt werden und müssen von einem in der Methode erfahrenen Arzt ausgeführt und einwandfrei dokumentiert werden.

Folgende *FAEP-Muster* weisen bei primären supratentoriellen und bei sekundären Hirnschädigungen die Irreversibilität der klinischen Ausfallsymptome gemäß den Voraussetzungen nach:

- Der progrediente, konsekutive Verlust der Wellen mit schließlich bilateralem Ausfall aller Komponenten,
- der progrediente, konsekutive Ausfall der Wellen III–V mit ein- oder beidseitig erhaltenen Wellen I oder I und II,
- isoliert erhaltene Wellen I oder I und II.

Stimulation: Geschirmte Kopfhörer mit überprüfter Reizpolarität und bekanntem, vom Hersteller belegten Frequenzgang (alternativ pneumatisch arbeitende Kopfhörer, wobei die Latenzen um die Laufzeit im Schlauch zu korrigieren sind).

- Klickreize 100 µsec Dauer, Reizfrequenz 10–15 Hz, ungerade Wiederholungsrate,
- Sog- und Druckreize müssen getrennt gemittelt und gespeichert werden; falls dies technisch nicht möglich ist, sollen nur Sogpulse verwendet werden,
- Schalldruck 95 dB HL; kontralaterales Ohr mit 30 dB unter Klick-Schalldruck verrauschen.

Analysezeit: 10 ms, zur Artefaktabgrenzung (50 Hz) 20 ms.

Filtereinstellung (bei 6 dB/Oktave Filter): untere Grenzfrequenz 100–150 Hz, obere Grenzfrequenz 3000 Hz.

Elektrodenposition: Vertex (Cz), Referenz am ipsilateralen Ohrläppchen oder Mastoid (Welle I bei Ableitung mit

Nadelelektrode aus dem Gehörgang besser zu identifizieren).

Elektroden: Sowohl Nadel- als auch Klebeelektroden. Der Elektrodenwiderstand soll 5 kΩ nicht überschreiten.

Mittelungsschritte: 1000–2000. Jede Messung muß mindestens einmal wiederholt werden, um die Wellen reproduzierbar zu belegen. Auf eine wirksame Artefaktunterdrückung ist zu achten.

Die hochzervikalen *SEP* erlöschen entsprechend dem kranio-kaudal fortschreitenden Zirkulationsausfall nicht notwendigerweise gleichzeitig mit dem EEG und den FAEP. Wenn keine Halsmarkschädigung vorliegt, weisen folgende *SEP-Muster* bei primären supratentoriellen und bei sekundären Hirnschädigungen die Irreversibiltät der klinischen Ausfallsymptome gemäß den Voraussetzungen nach:

- Ausfall der Komponente N 13 (ableitbar über HWK 2) bei Fehlen des kortikalen Primärkomplexes bei Fz-Referenz,
- Abbruch der Kette der Far-field-Potentiale spätestens nach der Komponente N 11/P 11 bei extrakranieller Referenz und Ableitung über der sensiblen Rinde.

Stimulation: Rechteckimpulse, Dauer 0,1–0,2 ms, Frequenz 3–5 Hz, Reizstärke 2–3 mA über der motorischen Schwelle, Kathode proximal.

Analysezeit: Bei Armnerven-Stimulation 40–50 ms, bei fehlender Reizantwort zu verdoppeln.

Filtereinstellung (bei 6 dB/Oktave Filter): untere Grenzfrequenz für kortikalesSEP 5–10 Hz, für spinales SEP 20–50 Hz; obere Grenzfrequenz 1000–2000 Hz.

Elektrodenposition: Referenz Fz: Erb'scher Punkt, Dornfortsätze C7 und C2, kortikal C3', C4'; Referenz Hand: C3', C4'.

Elektrodenarten: Sowohl Nadel- als auch Klebeelektroden, Elektrodenwiderstand nicht über 5 kΩ.

Mittelungsschritte: 512–2048, mindestens einmal reproduziertes Potential. Auf eine wirksame Unterdrückung von Artefakten ist zu achten.

Anmerkung 8:

Zerebraler Zirkulationsstillstand

Der irreversible Hirnfunktionsausfall ist meistens Folge eines zerebralen Zirkulationsstillstandes. Bei großen offenen Schädel-Hirn-Verletzungen und vereinzelt bei sekundären Hirnschädigungen kommt es aber, wenn der intrakranielle Druck nicht stark genug ansteigt, nicht zu einem zerebralen Zirkulationsstillstand. In diesen Fällen ist die Irreversibilität des Hirnfunktionsausfalles entweder durch Verlaufsbeobachtung oder neurophysiologische Befunde nachzuweisen.

Dopplersonographie
Der zerebrale Zirkulationsstillstand kann mit der Dopplersonographie durch transkranielle Beschallung der Hirnbasisarterien und Untersuchung der extrakraniellen hirnversorgenden Arterien von einem in dieser Methode speziell erfahrenen Untersucher bewiesen werden, wenn bei mindestens zweimaliger Untersuchung im Abstand von wenigstens 30 Minuten einer der folgenden Befunde beidseitig dokumentiert wird:

1. Biphasische Strömung (oszillierende Strömung) mit gleich ausgeprägter antero-und retrograder Komponente oder kleine frühsystolische Spitzen, die kleiner als 50 cm/s sind, und sonst fehlende systolische und diastolische Strömung in den Aa. cerebri mediae, Aa. carotides internae intrakraniell, sowie in den übrigen beschallbaren intrakraniellen Arterien und in den extrakraniellen Aa. carotides internae und Aa. vertebrales.

2. Ein Fehlen der Strömungssignale bei transkranieller Beschallung der Hirnbasisarterien kann nur dann als sicheres Zeichen eines zerebralen Kreislaufstillstandes gewertet werden, wenn derselbe Untersucher einen Signalverlust bei zuvor eindeutig ableitbaren intrakraniellen Strömungssignalen dokumentiert hat und an den extrakraniellen hirnversorgenden Arterien ebenfalls ein zerebraler Kreislaufstillstand nachweisbar ist.

Perfusionsszintigraphie
Hierbei müssen Radiopharmaka verwendet werden, deren diagnostische Sicherheit validiert worden ist wie das Tc-99m-Hexamethylpropylenaminoxim (HMPAO).

Statische Szintigraphien erfassen die Gewebsdurchblutung durch den über viele Stunden in nahezu unveränderter Konzentration „getrappten" hydrophilen Tracer. Die fehlende Aufnahme des Radiopharmakons kann nicht medikamentös oder stoffwechselbedingt sein.

Szintigraphische Kriterien des Hirntodes sind die fehlende Darstellung der zerebralen Gefäße, der zerebralen Perfusion und der Anreicherung im Hirngewebe.

Die Szintigraphie muß in verschiedenen Ansichten und kann auch in tomographischer Technik erfolgen. Nach Bolusinjektion des Radiopharmakons erfolgt zunächst die Darstellung der großen kranialen Gefäße von ventral, anschließend erfolgen statische Szintigraphien zur Erfassung der Gewebsdurchblutung.

Eine Qualitätskontrolle soll *in vitro* durch die Bestimmung der Markierungsausbeute (möglichst größer als 90 Prozent) mittels Dünnschichtchromatographie erfolgen. Zusätzlich sollte durch Szintigraphien von Thorax und Abdomen die Prüfung der physiologischen Verteilung des Radiopharmakons als *in vivo* Qualitätskontrolle vorgenommen werden.

Angiographie
Die Indikationsstellung zur selektiven arteriellen Angiographie setzt Möglichkeiten therapeutischer Konsequenzen voraus. Bei einer selektiven arteriellen Angiographie entsprechend 3.2.3. muß eine Darstellung beider Karotiden und des vertebrobasilären Kreislaufs erfolgen. Wenn dabei ein eindeutiger Stillstand des injizierten Kontrastmittels an der Hirnbasis der im Anfangsteil der großen Hirnarterien erkennbar ist, so liegt ein zerebraler Zirkulationsstillstand vor. Dabei muß die Lage des Katheters dokumentiert sein und bei der Untersuchung von Erwachsenen ein ausreichender arterieller Blutmitteldruck > 80 mmHg, bei Kindern bis zur Pubertät > 60 mmHg bestanden haben.

Kommentar

Etwaige Zweifel an klinischen oder ergänzenden Untersuchungsbefunden erfordern in jedem Falle weitere Beobachtung und Behandlung.

Die auf wenige Minuten begrenzte Wiederbelebungszeit des Gehirns ist grundsätzlich kürzer als diejenige des Herzens. Zeitgrenzen für die Irreversibilität eines elektrokardiographisch als Kammerflimmern oder Asystolie dokumentierten Herzstillstandes können wegen der stark variablen Bedingungen nicht angegeben werden. In jedem Fall führt ein Herz-Kreislaufstillstand früher zum Hirntod als zur Irreversibilität des Herzstillstandes.

Todeszeitpunkt

Festgestellt wird nicht der Zeitpunkt des eintretenden, sondern der Zustand des bereits eingetretenen Todes. Als Todeszeit wird die Uhrzeit registriert, zu der die Diagnose und Dokumentation des Hirntodes abgeschlossen sind.

Geltungsbereich und Protokollierung

Die beschriebene Todesfeststellung durch Nachweis des Hirntodes ist unabhängig von einer danach medizinisch möglichen Organentnahme.

Die zur Diagnose des Hirntodes führenden klinischen und apparativen ergänzenden Untersuchungsbefunde sowie alle Umstände, die auf ihre Ausprägung Einfluß nehmen können, müssen mit Datum und Uhrzeit sowie den Namen der untersuchenden Ärzte dokumentiert werden. Die Aufzeichnung der Befunde ist auf dem Protokollbogen (siehe Muster) vorzunehmen; dieser ist im Krankenblatt zu archivieren.

Auch der indirekte Nachweis des Hirntodes durch äußere sichere Todeszeichen muß von zwei Ärzten bestätigt werden. Diese Bestätigung (s. „Hinweise zu Organ- und Gewebeentnahmen bei toten Spendern gemäß Transplantationsgesetz" ist zusammen mit der amtlichen Todesbescheinigung (Leichenschauschein) aufzubewahren.

Die Protokollierung über Ort, Zeit und Teilnehmer des zu führenden Gespräches mit den Angehörigen ist notwendig.

[Auslassungen: Literatur, Mitglieder des Arbeitskreises, Beratend mitgewirkt]

Hinweise zu Organ- und Gewebeentnahmen bei toten Spendern gemäß Transplantationsgesetz

Das Transplantationsgesetz macht in § 3 Abs. 1 Nr. 2 die Todesfeststellung, in § 3 Abs. 2 Nr. 2 die Hirntodfeststellung zur unerläßlichen Voraussetzung jeder Organ- und Gewebeentnahme bei toten Spendern.

Die Todesfeststellung muß nach „Regeln", die Hirntodfeststellung nach „Verfahrensregeln" erfolgen, „die dem Stand der Erkenntnisse der medizinischen Wissenschaft entsprechen".

Die Forderung an die Todesfeststellung wird sowohl durch den Nachweis des Hirntodes, des inneren sicheren Todeszeichens, als auch durch den Nachweis äußerer sicherer Todeszeichen erfüllt, wobei die Hirntodfeststellung gemäß den „Richtlinien zur Feststellung des Hirntodes" des Wissenschaftlichen Beirates der Bundesärztekammer erfolgen muß (§ 16 Abs. 1 Nr. 1, Transplantationsgesetz).

Wenn der Tod durch den Nachweis des Hirntodes festgestellt wurde, erfüllt die vorgeschriebene Protokollierung die beiden Bestimmungen gemäß § 3 Abs. 1 Nr. 2 und § 3 Abs. 2 Nr. 2 des Transplantationsgesetzes. Unabhängig davon muß die amtliche Todesbescheinigung (Leichenschauschein) zusätzlich ausgestellt werden.

Wenn der Tod durch äußere sichere Todeszeichen festgestellt wurde, ist damit auch der Hirntod nachgewiesen. Gleichwohl muß infolge von § 3 Abs. 2 Nr. 2 in Verbindung mit § 5 Abs. 1 des Transplantationsgesetzes auch der indirekt nachgewiesene Hirntod von 2 Ärzten bestätigt werden, wenn Organe und Gewebe zur Transplantation entnommen werden sollen. Die Bestätigung (s. Muster) ist entsprechend der allgemeinen Aufbewahrungspflicht nach § 10 (Muster) Berufsordnung 1997 zu archivieren und ersetzt nicht die amtliche Todesbescheinigung.

Alle Vorschriften des Transplantationsgesetzes über die Entnahme von Organen und Geweben bei toten Spendern einschließlich der Vorschriften über die Information oder die Befragung der Angehörigen und einschließlich der Dokumentationspflichten gelten unabhängig von Ort und Zeit des ärztlichen Eingriffs nach der Todesfeststellung und damit beispielsweise auch für die Hornhautentnahme in Instituten der Rechtsmedizin, der Pathologie oder in anderen Einrichtungen.

Anmerkungen

Kapitel I: Sein oder Nichtsein – das ist die Frage

1 Thomas, Hans: „Hirntod“: ungewisses Todeszeichen, aber Organentnahme erlaubt? In: Zeitschrift für Lebensrecht (ZfL) 3/2008, S. 74–82, hier S. 81.
2 Vgl. §§ 3 und 4 Gesetz über die Spende, Entnahme und Übertragung von Organen und Geweben (Transplantationsgesetz – TGP).
3 Wachstum. Bildung. Zusammenhalt. Der Koalitionsvertrag zwischen CDU, CSU und FDP. 17. Legislaturperiode. Berlin, 26. Oktober 2009, S. 92.
4 Bericht zur Situation der Transplantationsmedizin in Deutschland zehn Jahre nach Inkrafttreten des Transplantationsgesetzes. Bundestags-Drucksache 16/13740, S. 3f.
5 „DSO schlägt Alarm: Deutlich weniger Organspenden in 2008“, Pressemitteilung der Deutschen Stiftung Organspende v. 14.1.2009.
6 Vgl. Rehder, Stefan: Die Todesengel. Euthanasie auf dem Vormarsch. Augsburg 2009, S. 16–30.
7 Vgl. Die Zahl der Organspenden erhöhen – Zu einem drängenden Problem der Transplantationsmedizin in Deutschland. Stellungnahme des Nationalen Ethikrats, Berlin 2007, S. 11.
8 Vgl. http://www.eurotransplant.nl/files/statistics/year_2009.pdf
9 „Widerspruchsregelung bei Organspende gefordert“, Pressemitteilung der Bayerischen Landesärztekammer v. 12.10.2009.
10 http://www.dso.de/infomaterial/presseservice/2008/pdf/dso-pm-2008-09-22.pdf

11 Vgl. Die Zahl der Organspenden erhöhen – Zu einem drängenden Problem der Transplantationsmedizin in Deutschland. Stellungnahme des Nationalen Ethikrats, Berlin 2007, S. 10.

Kapitel 2: Hirntod – eine zweckmäßige Definition

1 Laureys, Steven: Death, unconsciouness an the brain. In: Nature Reviews Neuroscience 6 (2005) S. 899–909, hier S. 899.
2 Schellong, Sebastian: Die künstliche Beatmung und die Entstehung des Hirntod-Konzeptes. In: Schlich, Thomas / Wiesemann, Claudia (Hrsg.): Hirntod. Zur Kulturgeschichte der Todesfeststellung. Frankfurt a. Main 2001, S. 187–208, hier S. 201.
3 Reisner-Sénélar, Louise: Der dänische Anästhesist Björn Ibsen – ein Pionier der Langzeitbeatmung über die oberen Luftwege. Frankfurt a. M. 2009.
4 Laureys, Steven (2005) a. a. O., S. 899.
5 Mollaret, P. / Goulon, M.: Le Coma dépassé. In: Revue Neurologique 101 (1959) S. 3–15.
6 Beecher, Henry K. et al: A definition of irreversible coma: Report of the Ad Hoc Committee of the Harvard Medical School to Examine the Definition of Brain Death. In: JAMA 205 (1968) S. 85–90.
7 Jonas, Hans: Gehirntod und menschliche Organbank: Zur pragmatischen Umdefinierung des Todes. In: Ders.: Technik, Medizin und Ethik. Praxis des Prinzip Verantwortung. Frankfurt 1987, S. 219–241, hier 220.
8 Beecher, Henry K. et al (1968) a. a. O., S. 88.
9 Jonas, Hans, a. a. O., S. 220 f.
10 Ebenda. S. 221.
11 Waldstein, Wolfgang: Leben retten durch Töten? In: LebensForum Nr. 81 (2007) S. 4–9, hier S. 7 f.

12 Beecher, Henry K. et al (1968) a. a. O., S. 85.
13 Ebenda.
14 Vgl. Grewel, Hans: Lizenz zum Töten. Der Preis des technischen Fortschritts in der Medizin. Stuttgart 2002, S. 131 f.
15 Fuchs, Richard: Das Geschäft mit dem Tod. Plädoyer für ein Streben in Würde. Düsseldorf 2001, S. 91.
16 Laureys, Steven (2005) a. a. O., S. 907.
17 Wiesemann, Claudia (2001) a. a. O., S. 213 f.
18 Ebenda, S. 214.
19 Ebenda, S. 215.
20 Ebenda, S. 228.
21 Ebenda.
22 Schellong, Sebastian (2001) a. a. O., S. 205.
23 Beecher, Henry K. et al (1968) a. a. O., S. 85
24 Veatch, Robert: Abondon the death donor rule or change the definition of death: In Kennedy Institute Ethics Journal 14 (2004) S. 261–276, hier S. 267.
25 Beecher, Henry K.: Definitions of „life" and „death" – for medical science and pratice. In: Annals of the New York Academy of Sciences 169 (1970) S. 471–474, hier S. 472.
26 Beecher, Henry K. / Dorr, Henry I.: The new definition of death – Some opposing views. In: International Journal of Clinical Pharmacology 5 (1971) S. 120–124, hier S. 120.
27 Jonas, Hans, a. a. O., S. 225.
28 New York Times v. 5.8.1968, zit. n. Laureys, Steven (2005) a. a. O., S. 903.

Kapitel 3: Schon Leichen oder noch Sterbende?

1 Beckmann, Rainer: Der Hirntod: Kein sicheres Todeszeichen! In: LebensForum Nr. 93 (2010) S. 26–29, hier S. 29; Thomas, Hans (2008) a. a. O., S. 77; Geisler, Linus:

Die Lebenden und die Toten. Die Transplantationsmedizin beginnt sich von der „Tote-Spender-Regel" zu verabschieden. In: Universitas Nr. 763 (2010) S. 4–13; Oduncu, Fuat: Hirntod und Organtransplantation. Medizinische, juristische und ethische Fragen. Göttingen 1998, S. 13.

2 Sander, Sebastian: Das Erlanger Meisterstück. In LebensForum Nr. 92 (2010) S. 28–29, hier S. 29. Anm.: Bei dem in diesem Beitrag hauptsächlich beschriebenen Fall, den das Erlanger Universitätsklinikum im Herbst 2009 publik machte und bei dem eine Frau, die in der 13. Schwangerschaftswoche einem ausgedehnten Myokardinfarkt mit nachfolgendem Herz-Kreislaufstillstand erlitt, unter künstlicher Beatmung in der 34. Woche einen „lebensfrischen" 2.390 g schweren Jungen gebar, handelte es sich nicht um eine für „hirntot" erklärte Frau, sondern um eine Wachkoma-Patientin.

3 Eine ausführliche Darstellung und Diskussion des Falls des ersten „Erlanger Babys" findet sich bei Bockenheimer-Lucius, Gisela / Seidler, Eduard: Hirntod und Schwangerschaft, Stuttgart 2003.

4 Vgl. Powner, David J. / Bernstein, Ira M.: Extended somatic support for pregnant woman after brain death. In: Critical Care Medicine 31 (2003) S. 1241–1249.

5 Patt, Stephan: Zu viele Fragezeichen. In: LebensForum Nr. 91 (2009) S. 26–29, hier S. 26.

6 Wissenschaftlicher Beirat der Bundesärztekammer: Richtlinien zur Feststellung des Hirntods. 3. Fortschreibung 1997 mit Ergänzungen gemäß Transplantationsgesetz (TPG). In: Deutsches Ärzteblatt 95/30 (1998) A 1861–1868, hier A 1861.

7 Angstwurm, Heinz: Der Hirntod als sicheres Todeszeichen und als eine Voraussetzung der Organentnahme. In: Firnkorn, Hans-Jürgen (Hrsg): Hirntod als Todeskriterium, Stuttgart 2000, S. 7–10, hier S. 8.

8 Spirgatis, Martina: Leben im Fadenkreuz. Transplantationsmedizin zwischen Machbarkeit, Menschlichkeit und Macht. Hamburg 1997. Zit. n. Kalitzkus, Vera: Dein Tod, mein Leben. Warum wir Organspenden richtig finden und trotzdem davor zurückschrecken. Frankfurt a. Main 2009, S. 102.
9 Vgl. Roth, Gerhard: Ist der Hirntod gleichbedeutend mit dem Gesamttod des Menschen? In: Firnkorn, Hans-Jürgen (Hrsg): Hirntod als Todeskriterium, Stuttgart 2000, S. 11–19, hier S. 16.
10 Vgl. Thomas, Hans (2008) a. a. O., S. 77.
11 Ebenda.
12 Patt, Stephan (2009) a. a. O., S. 27.
13 Vgl. Thomas, Hans (2008) a. a. O, S. 77.
14 Beckmann, Rainer (2010) a. a. O., S. 29.
15 Thomas, Hans (2008) a. a. O., S. 76.
16 Ebenda.
17 Lütz, Manfred: Die Diskussion zum Transplantationsgesetz – Eine ärztliche Stellungnahme. In: Firnkorn, Hans-Jürgen (Hrsg): Hirntod als Todeskriterium, Stuttgart 2000, S. 27–31, hier S. 29.

Kapitel 4: Diagnose oder Prognose?

1 Vgl. Byrne, Paul A.: Tod: Die Abwesenheit von Leben. In: LebensForum Nr. 81 (2007) S. 10–15, hier S. 13.
2 Vgl. Walker, Arthur E.: An appraisal of criteria of cerebral death. In: JAMA 237 (1977) S. 982–986.
3 Vgl. Lindemann, Gesa: Die Interpretation „hirntot". In: Schlich, Thomas / Wiesemann, Claudia (Hrsg.): Hirntod. Zur Kulturgeschichte der Todesfeststellung. Frankfurt a. Main 2001, S. 318–343, hier S. 322.
4 Richtlinien zur Feststellung des Hirntods. 3. Fortschreibung 1997, a. a. O., A 1863.

5 Vgl. Walker, Arthur E.; Molinari, Gaetano F.: Criteria of cerebral death. In: Transactions of the Neurological Association 100 (1975) S. 29–35, hier S. 32.
6 Byrne, Paul A. (2007) a. a. O., S. 13.
7 Oduncu, Fuat (1998) a. a. O., S. 59
8 Vgl. hierzu Oduncu, Fuat (1998) a. a. O., S. 52–59.
9 Ebenda, S. 51.
10 Richtlinien zur Feststellung des Hirntods. 3. Fortschreibung 1997, a. a. O., A 1861.
11 Frowein R.A., Steinmann H.W.: Kriterien und Feststellung des Hirntodes. In: Langenbecks Archiv für Chirurgie 352 (1980) S. 95–100, hier S. 99.
12 Ebenda.
13 Oduncu, Fuat (1998) a. a. O., S. 61.
14 Walker, Arthur E.; Molinari, Gaetano F. (1975) a. a. O., S. 29.
15 Frowein R.A., Steinmann H.W. (1980) a. a. O., S. 100.
16 Walker, Arthur E.; Molinari, Gaetano F. (1975) a. a. O.
17 Frowein R.A., Steinmann H.W. (1980) a. a. O., S. 98
18 Oduncu, Fuat (1998) a. a. O., S. 59.
19 Richtlinien zur Feststellung des Hirntods. 3. Fortschreibung 1997 a. a. O., A 1861.
20 Laureys, Steven (2005) a. a. O., S. 901 f.
21 Vgl. Shewmon, D. Alan: Chronic brain death: meta-analysis and conceptual consequences. In: Neurology 51 (1998) S. 1538–1545.
22 Zuckier, Linoel S. / Kolano Johanna: Radionuclide studies in the determination of brain death: criteria, concepts, and controversies. In: „Seminars in nuclear medicine" 38 (2008) S. 262–273.
23 Patt, Stephan (2009) a. a. O., S. 27.
24 Ebenda.
25 Byrne, Paul A. (2007), a. a. O., S. 13.
26 Nietzsche, Friedrich: Werke. Kritische Gesamtausgabe. Hrsg. v. Giorgio Colli und Mazzino Montinari. Ber-

lin/New York 1967 ff. Abteilung VIII/Band 3: Nachgelassene Fragmente. Anfang 1888 bis Anfang Januar 1889, S. 814.

Kapitel 5: Eine sich selbst erfüllende Prophezeiung?

1 Coimbra, Cicero G.: The Apnea Test – a Bedside Lethal ‚Disaster' to Aovoid a Legal ‚Disaster' in the Operating Room. In: de Mattei, Roberto (Hrsg.): Finis Vitae. Is Brain Death Still Life? S. 113–145, hier S. 121.
2 Richtlinien zur Feststellung des Hirntods. 3. Fortschreibung 1997, a. a. O., A 1863.
3 Bericht von einer Tagung der Päpstlichen Akademie der Wissenschaften, Februar 2005. In: Schriftenreihe der Aktion Leben e.V. Nr. 24, S. 9 f.
4 Richtlinien zur Feststellung des Hirntods. 3. Fortschreibung 1997, a. a. O., A 1863.
5 Byrne, Paul A. (2007) a. a. O., S. 13.
6 Bericht von einer Tagung der Päpstlichen Akademie der Wissenschaften (2005) a. a. O., S. 9.
7 Oduncu, Fuat (1998) a. a. O., S. 61.
8 Richtlinien zur Feststellung des Hirntods. 3. Fortschreibung 1997, a. a. O., A 1863.
9 „Primum nihil nocere" In: Die Zeit v. 6.4.2005.
10 Rehder, Stefan (2009) a. a. O., S. 19.
11 Hippokrates: Epidemien 1, 11.
12 „Primum nihil nocere" In: Die Zeit v. 6.4.2005.
13 http://www.bundesaerztekammer.de/downloads/Genf.pdf
http://www.bundesaerztekammer.de/page.asp?his=1.100.1142.1145.1147

Kapitel 6: Die innerliche Enthauptung

1 http://www.lumrix.de/icd/med/dekapitation.html
2 Ebenda.
3 Vgl. Baureithel, Ulrike / Bergmann Anna: Herzloser Tod. Das Dilemma der Organspende.
4 Angstwurm, Heinz: Stellungnahme zum Transplantationsgesetz (TPG) in: Deutscher Bundestag, Ausschuss für Gesundheit, Ausschuss-Drucksache 14/114, S. 6.
5 Capron Alexander M.:The bifurcated legal standard für determining death: does it work? In: Youngner, Stuart J. / Arnold, Robert M. / Schapiero, Renie (Hrsg.): The Definition of Death: Contemporary Controversies. Baltimore 1999, S. 117–136, hier S. 125.
6 Baureithel, Ulrike / Bergmann Anna (1999) a. a. O., S. 73.
7 Ropper, Alan R.: Unusual Spontaneous Movements in Brain-dead Patients. In: Neurology 34 (1984) S. 1089–1092.
8 Schlake Hans P. / Roosen, Klaus: Der Hirntod als der Tod des Menschen. Deutsche Stiftung Organtransplantation, 2. überarbeitete und erweiterte Aufl. 2001, S. 65.
9 Bein, Thomas / Taeger, Kai et al.: Hirndtodbestimmung und Betreuung des Organspenders. Eine Herausforderung für die Intensivmedizin. In: Deutsches Ärzteblatt 102/5 (2005) A 278–283, A 280.
10 Ebenda.
11 Oduncu, Fuat (1998) a. a. O., S. 105.
12 Baureithel, Ulrike / Bergmann Anna (1999) a. a. O., S. 73 f.
13 Byrne, Paul A. (2007) a. a. O., S. 14.
14 Baureithel, Ulrike / Bergmann Anna (1999) a. a. O., S. 74.
15 Oduncu, Fuat (1998) a. a. O., S. 104.
16 Reuter, Michael: Abschied von Sterben und Tod? – Ansprüche und Grenzen der Hirntodtheorie. Stuttgart 2001, S. 55.

17 Ebenda.
18 http://www.vatican.va/roman_curia/pontifical_academies/acdscien/2009/excerpt_signs_of_death_51.pdf, S. 32.

Kapitel 7: Über die Seele

1 Wittgenstein, Ludwig: Tractatus logicus-philosophicus, 6.4311.
2 Zwierlein, Eduard: Begegnung und Verantwortung. Ärztliches Ethos und Medizinische Ethik. Würzburg 2007, S. 101.
3 Vgl. Spaemann, Robert: Ist der Hirntod der Tod des Menschen? Zum Stand der Debatte. In: Hoffmann, Thomas S. / Schweidler, Walter: Normkultur versus Nutzenkultur. Über kulturelle Kontexte von Bioethik und Biorecht. Berlin 2006, S. 457–470, hier S. 457 f.
4 Jaspers, Karl: Psychologie der Weltanschauungen. Berlin 1919, S. 231.
5 Heidegger, Martin: Sein und Zeit, Tübingen 1949, S. 240.
6 Zwierlein, Eduard (2007) a. a. O., S. 102.
7 Ebenda.
8 Ebenda.
9 Vgl. Beckermann, Ansgar: Das Leib-Seele-Problem. Eine Einführung in die Philosophie des Geistes. Paderborn 2008, S. 8 ff.
10 Platon, Alkibiades, 129e.
11 Vgl. auch Platon, Phaidon, 115c2–115e4.
12 Aristoteles, De anima, B 2 414a.
13 Beckermann, Ansgar (2008) a. a. O., S. 13.
14 Vgl. Richter, Paul: Der Beginn des Menschenlebens bei Thomas von Aquin. Berlin 2008, S. 86.
15 Ebenda.

16 Heinzmann, Richard: Thomas von Aquin. Eine Einführung in sein Denken. Stuttgart 1994, S. 44 f.
17 Vgl. Richter, Paul (2008) a. a. O., S. 86.
18 Thomas von Aquin: Summa Theologicae, I, 75, 4.
19 Konzil von Vienne 1312: DS 902.
20 Katechismus der Katholischen Kirche 365.
21 Vgl. Aristoteles, De anima, B 2 414a. „Immer nämlich liegt der Möglichkeit nach das Frühere im Nachfolgenden vor (...) ohne das nährende Vermögen gibt es nicht das wahrnehmende."
22 Thomas v. Aquin: Quaestiones disputatae de veritate 2, 3, 19.
23 Vgl. Rehder, Stefan: „Das Nützliche behaltet", Die Tagespost v. 29.1.2009.
24 Vgl. Heaney, Stephen James: Aquinas and the presence of the human rational soul in the early embryo. In: The Thomist 56 (1992) S. 19–48, hier S. 37.
25 Angstwurm, Heinz, (2000) a.a.O., hier S. 8.
26 Patt, Stephan (2009) a. a. O., S. 28.
27 Thomas von Aquin: Summa contra gentiles, II, Kap 69.
28 Pieper, Josef: Tod und Unsterblichkeit. In: Werke in acht Bänden. Hg. von Berthold Wald. Band 5, S. 280–397, hier S. 313.
29 Singer, Peter: Praktische Ethik. 2. rev. und erweit. Aufl., Stuttgart 1994, S. 120.
30 Spaemann, Robert. Personen. Versuche über den Unterschied zwischen „etwas" und „jemand". Stuttgart, 1996, S. 264.
31 Ebenda.

Kapitel 8: Auferstanden von den (Hirn-)Toten

1 Oduncu, Fuat (1998) a. a. O., S. 68.
2 Ebenda.

3 Ebenda.
4 Byrne, Paul A. (2007) a. a. O., S. 10.
5 Fuchs, Richard (2001) a. a. O., S. 99 f.
6 Ebenda.
7 Waldstein, Wolfgang: Ins Herz geschrieben. Das Naturrecht als Fundament einer menschlichen Gesellschaft. Augsburg 2010, S. 83.
8 Vgl. http://www.unzensierte-dokumentationen.de/filmprojekte_biomedizin/projekte1_tot_oder_doch_lebendig_vertuschte_fehldiagnosen_hirntod_2010.html

Kapitel 9: „Non-heartbeating Donors"

1 Vgl. Oduncu, Fuat (1998) a. a. O., S. 108 ff.
2 Vgl. Ebenda. S. 119, sowie Overdick-Gulden, Maria: „Hirntod" und „Organspende". In: LebensForum Nr. 89 (2009) S. 26–29, hier S. 26.
3 Vgl. Kalitzkus, Vera: Leben durch den Tod. Die zwei Seiten der Organtransplantation. Eine medizin-ethnologische Studie. Frankfurt am Main 2003, S. 97.
4 Ebenda.
5 Ebenda.
6 Defining Death: Medical, Legal and Ethical Issues in the Determation of Death, Washington D. C. 1981, S. 2, zit. n. Veatch, Robert M: Death, Dying and the Biological Revolution. Our Last Quest for Responsibilty. Yale 1990, S. 52.
7 Ebenda.
8 Grewel, Hans (2002) a. a. O., S. 149.
9 Le Ker, Heike: Schon Herzstillstand reicht Ärzten für Organentnahme. http://www.spiegel.de/wissenschaft/mensch/0,1518,559972,00.html
10 Ebenda.
11 Vgl. Bauer, Axel W.: Hirntodkonzept und Organspende aus ethischer Sicht: Wo bleibt die Würde des

Menschen? In: Universitas Nr. 737 (2007) S. 1150–1162, hier S. 1155.
12 Vgl. Sigmund-Schultze, Nicola / Zylka-Menhorn Vera: Non-Heart-Beating-Donors: „Herztote" Organspender. In: Deutsches Ärzteblatt 105/16 (2008) A-832.
13 Vgl. ebenda.
14 Eurotransplant Newsletter 148 9/1998.
15 Vgl. Bauer, Axel W. (2007) a. a. O., S. 1155.
16 Steinbrook, Robert: Organ Donation after Cardiac Death. In: New England Journal of Medicine 357/3 (2007) S. 209–213, hier S. 211 f.
17 Organentnahme nach Herzstillstand („Non heart-beating donor"). Gemeinsame Stellungnahme der Bundesärztekammer und der Deutschen Transplantationsgesellschaft. In: Deutsches Ärzteblatt 95/50 (1998) A-3235.
18 Nagel, Eckhard / Gantner Tobias D.: Der Tod aus medizinischer Sicht (unter besonderer Berücksichtigung des isolierten Hinrtods). In: Schumpelick, Volker (Hrsg.): Klinische Sterbehilfe und Menschenwürde. Ein deutsch-niederländischer Dialog. Freiburg 2003, S. 62–73, hier S. 63.
19 Sigmund-Schultze, Nicola / Zylka-Menhorn Vera (2008) a. a. O., A-832.
20 Otto, Gerd: Nicht hirntot, aber reif für die Transplantation. In: Chirurgische Allgemeine Zeitung 7 (2006) Heft 10, S. 401 u. 404.
21 Gerstenkorn, Clemens / Lorf, Thomas: Dringend mehr Organspender benötigt. In: Chirurgische Allgemeine Zeitung 7 (2006) Heft 11/12, S. 466.
22 Vgl. Bauer, Axel W. (2007) a. a. O., S. 1155.
23 Wilkinson, Dominic / Savulescu, Julian: Should we Allow Organ Donation Euthanasia? Alternatives for Maximizing the Number and Quality of Organs for Transplantation. In: Bioethics. Published Online: May 3 2010 11:28PM DOI: 10.1111/j.1467-8519.2010.01811.x
24 Ebenda.

25 Ebenda.
26 Ebenda.

Kapitel 10: In dubio pro vita

1 Rehder, Stefan (2007) a. a. O., S. 68 ff.
2 Hufeland, Christoph Wilhelm: Die Verhältnisse des Arztes. In: Neues Journal der practischen Arzneykunde und Wundarzneykunst 23/3 (1806) S. 5–36.
3 http://www.aerzteblatt.de/nachrichten/42031/Mehrheit_der_Aerzte_gegen_Suizidbeihilfe.htm
4 Du sollst nicht sterben. In: Die Welt v. 3.5.2000.
5 Ebenda.
6 Rehder, Stefan (2007) a. a. O., S. 97.
7 Schumpelick, Volker et al.: Klinische Sterbehilfe im Alltag in Deutschland. In: Ders.: (2003) a. a. O., S. 217–225.
8 Prat, Enrique H.: Therapiereduktion aus ethischer Sicht. Der besondere Fall der künstlichen Ernährung und der Flüssigkeitszufuhr. In: Imago Hominis 4/2006, S. 311–317.
9 Ebenda.
10 Prat, Enrique H. (2006) a. a. O.
11 Jonas, Hans: Ärztliche Kunst und menschliche Verantwortung. In: Ders.: (1987) a. a. O., S. 146–161.
12 Ebenda.
13 Ebenda.
14 Balkenohl, Manfred: Der Eid des Hippokrates. Abtsteinach 2007, S. 6.
15 Schockenhoff, Eberhard: Ethik des Lebens. Grundlagen und neue Herausforderungen. Freiburg 2009, S. 280.
16 De Ridder, Michael: Wie wollen wir sterben? Ein ärztliches Plädoyer für eine neue Sterbekultur in Zeiten der Hochleistungsmedizin. München 2010, S. 293.
17 Hefty, Georg Paul: Alltagsaufgabe Leben. In: LebensForum, Nr. 94 (2010) S. 23-26, hier S. 24.

Kapitel II: Das Prinzip Vorsicht

1 Vgl. Grewel, Hans (2002) a. a. O., S. 125f.
2 Birnbacher, D.: Fünf Bedingungen für ein akzeptables Todeskriterium. In: Ach, Johann S./Quante, Michael (Hrsg.): Hirntod und Organverpflanzung. Ethische, medizinische, psychologische und rechtliche Aspekte der Transplantationsmedizin. 2. Aufl. Stuttgart 1999, S. 49–74, hier S. 62.
3 Jonas, Hans (1987) a. a. O., S. 223.
4 Controversies in the Determination of Death. A White Paper by the President's Council on Bioethics. Washington, D.C. 2008, S. 57.
5 Ebenda, S. 39.
6 Ebenda, S. 40.
7 Ebenda, S. 60.
8 Ebenda, S. 61.
9 Vgl. ebenda, S. 61ff.
10 Ebenda, S. 10
11 Ebenda.
12 Vgl. ebenda, S. 11 und S. 69ff.
13 KKK 2296.
14 Botschaft zum Welttag der Kranken am 4.2.2003.
15 Ansprache an die Teilnehmer eines Treffens der Päpstlichen Akademie der Wissenschaften zum Thema „Bestimmung des Todesmomentes" vom 14. November 1989.
16 Evangelium Vitae, Nr. 15.
17 Ansprache an die Teilnehmer am Internationalen Kongress der Päpstlichen Akademie für das Leben zum Thema: „Ein Geschenk für das Leben. Überlegungen zum Problem der Organspende" vom 7. November 2008. http://www.vatican.va/holy_father/benedict_xvi/speeches/2008/november/index_ge.htm
18 Bauer, Axel W. (2007) a. a. O, hier S. 1162.
19 Jonas, Hans (1987) a. a. O., S. 233.